高血压的
规范诊断和治疗
——你的案头实用手册

主编　曾春雨

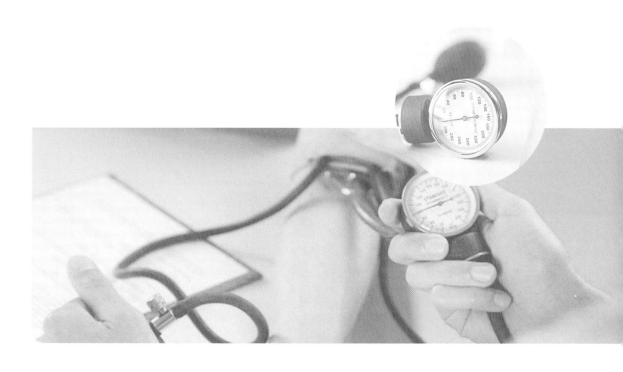

重庆大学出版社

图书在版编目（CIP）数据

高血压的规范诊断和治疗：你的案头实用手册 / 曾春雨主编. --重庆：重庆大学出版社, 2022.3
ISBN 978-7-5689-3166-3

Ⅰ.①高… Ⅱ.①曾… Ⅲ.①高血压—诊疗 Ⅳ.①R544.1

中国版本图书馆CIP数据核字（2022）第035432号

高血压的规范诊断和治疗
——你的案头实用手册
GAOXUEYA DE GUIFAN ZHENDUAN HE ZHILIAO
—NI DE ANTOU SHIYONG SHOUCE

主　编　曾春雨
策划编辑：杨粮菊

责任编辑：陈　力　　版式设计：杨粮菊
责任校对：夏　宇　责任印制：张　策

*

重庆大学出版社出版发行
出版人：饶帮华
社址：重庆市沙坪坝区大学城西路21号
邮编：401331
电话：（023）88617190　88617185（中小学）
传真：（023）88617186　88617166
网址：http://www.cqup.com.cn
邮箱：fxk@cqup.com.cn（营销中心）
全国新华书店经销
重庆升光电力印务有限公司印刷

*

开本：787mm×1092mm　1/16　印张：12.5　字数：240千
2022年3月第1版　2022年3月第1次印刷
ISBN 978-7-5689-3166-3　定价：128.00元

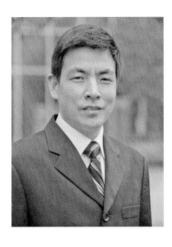

曾春雨

长江学者特聘教授

国家杰出青年科学基金获得者

国家"万人计划"领军人才

国家中青年科技创新领军人才

国家重点研发计划首席科学家

973 项目首席科学家

重庆市心血管病专业委员会主任委员

2021 年度美国心脏学院杰出科学家奖获得者

陆军军医大学大坪医院心血管病医院院长、兼任中国科学院大学重庆研究院心血管病研究中心主任；长期工作在临床一线，擅长心血管急病、危重病的救治，特别是在冠脉介入治疗和高血压病方面造诣深厚，是国家高血压病、冠心病、心力衰竭等方面临床指南和共识的制订专家，是国家临床心血管病专家组成员，牵头制订了中国高血压肾病专家共识。

长期从事"高血压病、心肌损伤修复和再生"的研究工作：第一，提出并证实了"GRK4 高表达高活性是肾脏内源性降血压物质受体过度磷酸化和功能障碍的共同原因，GRK4 是高血压治疗的靶标"。GRK4 成果被美国高血压学会评为 2015 年年度最具转化前景的工作；美国 NIH 的 STTR 项目委员会将 GRK4 研究推荐为年度具有研发前景的 12 个项目之一。第二，在成年心肌再生领域 建立的成年心肌细胞体外细胞增殖分裂的研究模型，直观显示了心肌细胞增殖的全过程；发现终末分化的心肌细胞具有增殖能力，改写了"成年心肌细胞不能增殖"的传统观点；提出了干预糖脂代谢是促进成年心肌增殖能力的重要策略。心肌再生工作被 *Nat Rev Cardiol* 评为 2017 年度里程碑影响，同时被评为"中国心血管领域十大进展、十大影响力事件"。

系列研究成果在 *Sci Transl Med*、*Nat Commun*、*J Clin Invest*、*Circulation*、*Circ Res*、*Eur Heart J*、*J Hepatol*、*Hypertension*、*Kidney Int* 等杂志发表 SCI 论文 160 余篇，IF>10 的文章 38 篇；是 ESI 高被引论文作者，H 指数 42。先后获得重庆市自然科学一等奖、重庆市科技进步一等奖等 5 个奖项；担任美

国 *Clinical Experimental Hypertension* 杂志副主编、*Hypertension*(中文版) 和中华高血压杂志副主编、国外 *Hypertension* 等 10 余种国外 SCI 杂志编委、ISHR 中国转化医学委员会前任主任委员、中国生理学会整合生理专业委员会副主任委员、中国医师心血管分会代谢心血管专业委员会副主任委员、国家高血压医联体副理事长、中华医学会心血管专委会委员、重庆市心血管病专业委员会主任委员等。获全国科技先进工作者、全国十大杰出青年提名奖等荣誉。带领的团队为国家自然基金委创新群体、教育部创新研究团队；陆军军医大学大坪医院心内科实验室是国家心血管疾病国际联合研发中心、重庆市心血管病研究所、重庆市高血压研究重点实验室、重庆市心血管病临床研究中心。

目录 /Contents /

1 | 高血压，名副其实的第一杀手

高血压是危害人类健康的最严重疾病之一。尽管 2019 年世界卫生大会宣称自 2011 年以来高血压流行率首次出现下降趋势，但全球仍有 11.3 亿人患有高血压。2015 年的数据显示，全球 1/4 的男性和 1/5 的女性患有高血压，但仅有 1/5 的高血压患者得到了较好的控制。在世界范围内，高血压是全人类需要共同面对的棘手问题。全球高血压患者中 2/3 的人生活于低收入和中等收入国家。与高收入发达国家相比，我国高血压的流行病学形势更为严峻。《中国心血管健康与疾病报告 2019》指出：2013 年中国有 250 万人死于高血压，占全部死因的 27.5%，伤残调整寿命年的 14.28%；2017 年中国有 254 万人死于高收缩压，其中 95.7% 因心血管病而死。因此，高血压被认为是威胁人类健康的"第一杀手"。

1.1　高血压是杀人于无形的"沉默杀手"

高血压对健康的损伤在于其悄无声息地进展和演变。尽管早在先秦至汉期间形成的《黄帝内经·素问》中所指的"脉弦"即被当代医学认为可能是对血压升高的描述，但直到 19 世纪 50 年代之前，高血压仍被认为是机体对环境因素改变的一种代偿和应激反应。医学界和广大患者对高血压均未引起足够的重视，普遍认为高血压是不需要治疗的。随着 Framingham 心脏研究的开展，学术界逐渐发现了高血压与死亡率的关系，血压水平与死亡风险呈正相关，高血压是冠心病、脑卒中以及心力衰竭等心脑血管疾病发生的重要危险因素。人类对高血压这一"杀手"渐渐有了认知。

实际上，我国广大的高血压患者仍对这一疾病认知不足。由于高血压起病隐匿，患者在早期并不存在特异的症状，往往不能够察觉自身的血压变化和诸多靶器官的损伤，因此高血压扮演了"无声"和"沉默"杀手的角色。我国 1991 年全国高血压抽样调查数据显示，高血压知晓率为 27.0%，治疗率仅为 12.0%，控制率只有 3.0%。在党和国家的大力支持下，在卫生主管部门、临床医生、新闻媒体、基层社区卫生人员和管理人员、志愿者以及患者和患者家属等社会各界的不懈努力下，我国的高血压"三率"得到大幅提高，中国重要心血管病患病率调查及关键技术研究——中国高血压调查（CHS）显示，在 2012—2015 年我国高血压知晓率达 51.6%（加权率 46.9%），治疗率达 45.8%（加权率 40.7%），控制率上升为 16.8%（加权率 15.3%）。但我国仍有约 1.3 亿人并不了解自身患有高血压，在知悉自己患有高血压的人群中，存在约 3 000万人没有接受治疗，高血压的防控形势依然严峻。

令人欣喜的是，随着中国社会信息化程度的逐步提高，各种形式的媒体为了解健康知识、培养健康生活方式提供了更为直观和便捷的信息输入渠道。"互联网 +"、物联网、可穿戴式设备的广泛应用更有助于促进高血压管理的有效性和时效性，提高高血压患者的依从性，改变高血压医疗服务的模式，是防控高血压这一"沉默杀手"的有效手段和可发展方向。

1.2 高血压是损伤多个器官组织的"多面杀手"

高血压致死致残的主要原因在于其造成了靶器官的损伤和增加了相关并发症的发生风险。作为一种全身系统性疾病和心血管综合征，高血压对心脏、肾脏、大血管、眼底和脑等多个靶器官存在损伤，增加了包括脑血管病、心脏疾病、肾脏疾病、外周血管疾病、视网膜病变和糖尿病等多种并发症的患病风险，是不折不扣的"多面杀手"。

1.2.1 高血压与脑血管病

高血压是脑卒中发生的首要危险因素，这一作用在中国人群尤甚。2013 年的一项分析显示，在中国人群中，高血压与脑卒中的相关度显著高于西方人群，是中国人群脑卒中的最主要危险因素。亚太队列研究（APCSC）纳入了包括中国在内的多个亚洲人群，显示收缩压每升高 10 mmHg（1 mmHg = 0.133 kPa，下同），可导致人群脑卒中的发生风险上升 53%。高血压与脑卒中的发生互为因果，由于脑卒中所产生的疼痛、高颅内压、焦虑以及意识障碍等因素，可造成血压的进一步升高，以出血性脑卒中更为明显，而急性期的收缩压升高是患者死亡和预后不良的重要危险因素。

1.2.2 高血压与心脏病

心脏是高血压累及的最重要靶器官，包括冠心病、心律失常、心功能不全等在内的多种心脏疾病与高血压存在密切的关系。急性心梗危险因素研究（INTERHEART）

指出，心肌梗死的发生中，25% 归因于高血压。在亚洲人群中，收缩压升高 10 mmHg，致死性心肌梗死的发生风险上升 31%。我国的数据显示，高血压是中国急性心肌梗死的第三位危险因素。

另一方面，高血压持续存在导致心脏心电和结构重塑，是心律失常和心功能不全的重要危险因素。现有研究显示，即便是 1 或 2 级高血压仍能增高患者房颤和心衰的发生风险。高血压是房颤发生的第四位重要危险因素，研究显示亚裔人群中高血压患者房颤患病率为 34.6%。而高血压患者的房颤发生风险较健康相对增加约 1 倍，收缩压每升高 10 mmHg，房颤的发生风险增加 6%。此外，脉压差增大、血压节律紊乱等均增加了房颤发生的风险。高血压引起的心电和结构重塑最终会导致心力衰竭的发生。美国急性失代偿性心力衰竭国家登记（ADHERE）研究显示，住院的心力衰竭患者中，75% 的患者存在高血压，收缩压大于 140 mmHg 的患者为高危人群。联合降压治疗避免心血管事件 ACCOMPLISH 研究显示，在高危高血压患者中约有 2% 在 3 年内会发生心衰。

1.2.3 高血压与肾脏病

除对心脑血管的影响外，肾脏是最容易累及的靶器官之一。20 世纪 50 年代，Perera 首次证实了原发性高血压对肾脏存在危害，此后血压与肾脏病关系的大规模人群临床研究陆续被报道，流行病学证据日益充分。高血压是美国除糖尿病以外的第二大终末期肾病病因。2014 年《中国肾脏病网络数据年度报告》显示，高血压肾病是我国终末期肾病患者的第三大病因，12.63% 的终末期肾病患者的病因归因于高血压。一方面，高血压是我国终末期肾病的重要原因；另一方面，高血压肾病又进一步加重了高血压的危重程度，并促进了心脑血管病的发生发展，形成了恶性循环，导致高血压肾病患者的预后不乐观。

1.3　总　结

总的来说，高血压作为一种全身性、系统性疾病，对心、脑、肾等全身多脏器和多组织产生负面影响。高血压一方面通过高压力、高机械剪切力造成血管结构功能的改变，另一方面造成全身的神经 - 体液因子紊乱，形成一个慢性、低强度炎症环境和氧化应激环境，损伤组织器官功能。针对高血压的诊治需及早识别靶器官损伤，开展针对性的早期积极治疗，延缓器官损害的进一步进展，使患者的降压和器官保护获益达到最优。

（中科院重庆研究院、中科院大学重庆仁济医院　陈　垦）

2 | 关于血压你需要知道的那些事

2.1 测血压，你可能不了解的细节

测量血压是诊断高血压并进行有效管理的必需手段，但在临床实践中，很多人对血压的测量仍然存在较多误区。

目前常用的无创血压测量方法主要为诊室血压测量（office blood pressure measurement，OBPM）、家庭血压监测（home blood pressure measurement，HBPM）和动态血压监测（ambulatory blood pressure measurement，ABPM）。

OBPM：指患者在诊室或医院，由医护人员按正确规范测量上臂肱动脉所获得的血压值，是我国目前临床诊断高血压、进行血压水平分级以及观察降压疗效的常用方法。

HBPM：患者在家中测量的血压，可反映患者清醒状态下白天的血压，也可用于鉴别白大衣高血压和隐匿性高血压等，可以测量长时血压变异。HBPM 是患者自我管理的主要手段，也可用于辅助诊断及疗效评估。

ABPM：动态测量患者日间和夜间的血压，可以获得多个血压参数，可以提供夜间血压下降率、血压晨峰、血压变异、动态脉压、血压负荷值、谷／峰比值和平滑指数等参数以多层面评价。了解这些参数可以作为辅助诊断及调整药物治疗的依据，能够更准确、更全面地诊治高血压。

2.1.1 诊断标准

首诊发现收缩压（systolic blood pressure，SBP）≥ 140 mmHg 和（或）舒张压（diastolic blood pressure，DBP）≥ 90 mmHg，建议在 4 周内复查 2 次，非同日 3 次测量均达到上述诊断界值，即可确诊。若首诊 SBP ≥ 180 mmHg 和（或）DBP ≥ 110 mmHg，伴有急性症状者建议立即转诊；无明显症状者，排除其他可能的诱因并安静休息后复测仍达此标准，即可确诊，建议立即给予药物治疗。

3 种测量方法的诊断标准见表 2.1。

表 2.1　诊室血压、动态血压及家庭血压监测的高血压诊断标准（mmHg）

测量方法		收缩压		舒张压
诊室血压测量		≥ 140	和（或）	≥ 90
动态血压监测 *	白天	≥ 135	和（或）	≥ 85
	夜间	≥ 120	和（或）	≥ 70
	24 h	≥ 130	和（或）	≥ 80
家庭血压监测 *		≥ 135	和（或）	≥ 85

注：* 指平均血压。

2.1.2　测量方式及要点

１）诊室测量血压

（１）诊室血压测量步骤

诊室血压测量要点如图 2.1 所示。

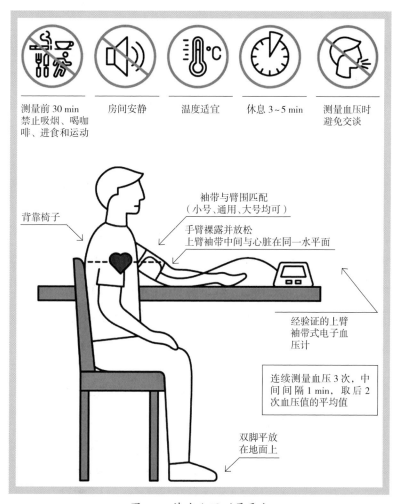

图 2.1　诊室血压测量要点

（2）基于诊室血压的高血压诊断

通常需要 1~4 周内至少测量 2~3 次来评估诊室高血压。不应仅依据单次诊室血压来诊断高血压，除非诊室血压 ≥ 180/110 mmHg 且有靶器官损伤或心血管疾病的证据。大多数情况下，应通过家庭血压监测或动态血压监测来诊断高血压。如不能进行家庭血压监测或动态血压监测，则需通过多次测量诊室血压来诊断高血压。

（3）双上臂血压差异

初次就诊时，需测量双臂的血压。臂间血压差异 >10 mmHg，需重复测量确认；在该情况下，应使用较高血压值。臂间血压差异 >20 mmHg，需筛查动脉疾病。

（4）立位血压

高血压患者中，除测量坐姿血压外，还应测量立位血压。如果症状提示体位性低血压，尤其是老年人和退行性疾病（如帕金森、痴呆）或糖尿病患者应测量立位血压。站立 1 min 后测量血压，3 min 后再次测量血压。3 min 内若 SBP 降低 ≥ 20 mmHg，表明存在体位性低血压。

2）家庭监测血压

（1）准备工作

①医务人员及相关工作人员对患者进行培训：讲解相关知识与操作。

②选择合适的设备及袖带。使用经过标准化方案验证的电子血压计，根据臂围选择合适的袖带。其中经过验证的上臂式全自动示波法电子血压计的准确性和重复性均较好，临床研究证据较多，测量方法易掌握，是家庭血压测量的优先推荐。

（2）患者操作规范

在有靠背的椅子上坐位休息至少 5 min 后开始测量血压。测量血压时，将捆绑袖带一侧的前臂放在桌子上，捆绑袖带上臂的中点与心脏处于同一水平，双腿放松、落地。也可选择更舒适的落座条件，如沙发等稍矮一些的座位，但应确保捆绑袖带的上臂中点与心脏处于同一水平。

（3）测量频率、时间及天数

家庭血压监测时，应每日早、晚测量血压，每次测量应在坐位休息 5 min 后，测量 2~3 次，间隔 1 min。初诊患者，治疗早期或虽经治疗但血压尚未达标的患者，应于每次就诊前连续测量 5~7 d；血压控制良好时，每周测量至少 1 d。通常，早上血压测量应于起床后 1 h 内进行，服用降压药物之前、早餐前、剧烈活动前。考虑我国居民晚饭时间较早，建议晚间血压测量于晚饭后、上床睡觉前进行。

（4）注意事项

不论早上还是晚上，测量血压前均应排空膀胱。为了确保家庭血压监测的质量，血压监测期间应记录起床时间、上床睡觉时间、三餐时间及服药时间。

2.1.3　血压测不准，常见原因有哪些

1）憋尿

受测者在憋尿状态下，可能导致血压读数偏高 10~15 mmHg。在测量血压之前，应排空膀胱。

2）坐姿不端正

受测者坐姿不端正，包括懒散、背部或下肢缺乏支撑等情况，可能造成血压读数偏高 6~10 mmHg。测量血压时，需背靠椅背，双脚平放在地板上。

3）手臂悬空

受测者手臂悬空，可能导致血压读数偏高 10 mmHg。测量血压时，应将手臂平放在桌面上，使上臂中点与心脏平齐。

4）袖带套在衣服上

测量血压时袖带套在受测者衣服上，可能造成血压读数偏高 5~50 mmHg。测量血压时，最好能裸露手臂。

5）袖带太小太紧

测量血压时袖带太小太紧，可能导致血压读数偏高 2~10 mmHg。应根据被测者手臂周长选择大小合适的袖带。另外，袖带下缘与肘前间隙间距为 1~2 cm 为宜，与手臂之间应能自由伸进 1 个手指。

6）跷腿

测量血压时受测者跷腿，可能使血压读数偏高 2~8 mmHg。测量血压时不要跷腿，双脚平放支撑。

7）讲话

测量血压时受测者问问题、回答问题、打电话等现象，可能造成血压读数偏高 10 mmHg。测量前、测量时以及两次测量之间都应该避免交谈，保持安静。

2.2　中心动脉压的定义和临床意义

传统的血压测量方式主要有直接法和间接法两种。直接法是通过有创方式直接测量动脉内血流的侧压力来反映血压的真实数值，属于有创操作，因此在临床中得不到

广泛应用。间接法主要是通过电子血压计或台式水银血压计测量外周动脉（肱动脉）的血压（也就是周围动脉压）来粗略反映体内血压水平，这也是目前使用最多的血压测量方式。

2.2.1 什么是中心动脉压

弄清楚什么是中心动脉压之前，先看一下血压是如何产生的。心脏左心室搏动性射血会产生前向压力波，由于动脉树的几何结构及机械特性的不连续性，导致前向压力波在动脉阻抗不匹配处产生反射波。因此，动脉树任何位置的血压都是由左心室射血产生的前向压力波与回传的外周动脉反射波形成的重合波，重合波的最高点是SBP、最低点则是DBP。重合波在主动脉根部时便是中心动脉压（图2.2），在肱动脉时便是肱动脉压。

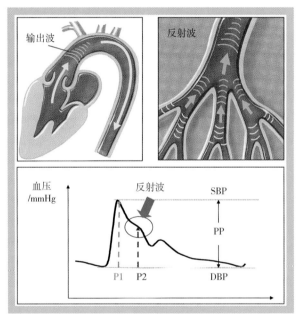

图 2.2 中心动脉压的产生

2.2.2 中心动脉压与周围动脉压的关系

由于逆向压力波抵达肱动脉的时间稍早于主动脉，于肱动脉重叠在收缩晚期，于主动脉重叠在舒张早期，因此正常生理状态下肱动脉的收缩压和脉压大于中心动脉，通常高 10~15 mmHg。随着年龄增大，压力波传导速度增快，老年期逆向压力波在肱动脉的重叠时间几乎相同，两者逐渐接近。

中心动脉压不仅由心输出量及外周血管阻力所决定，也由动脉硬度及压力波反射的时相及收缩大小决定。影响反射波与前向波重叠的因素有血管硬度、反射点到心脏的距离及心率。

血管硬度：血管越硬，压力波传导越快，更容易重叠到收缩期。另外，血管硬度增加，反射波振幅增大，也增加了收缩期的叠加幅度。

反射点到心脏的距离：距离越近，反射波越早返回。如果小动脉血管重构明显、阻力大，反射点即向向心侧移动。身材矮小的人更易形成脉压（pluse pressure，PP）差大，表现为收缩期高血压，也是因为上述机制。

心率：心率越慢，心动周期和左心室射血时间越长，反射波更易落到前向波的收缩期，中心动脉收缩压进一步升高。

2.2.3 中心动脉压的临床意义

近年来，中心动脉压（central aortic pressure，CAP）受到越来越多关注，也有越来越多的研究证据发现其具有独立于（和优于）外周肱动脉压的风险预测价值。有研究发现，在中青年高血压患者早期阶段，CAP 比肱动脉压更具有独立预测价值。在老年高血压患者中，中心动脉的 SBP 和脉压较外周动脉压能更好地预测心血管事件和靶器官损害。

不少研究表明，不同降压药物对外周动脉压和 CAP 的影响不同，外周血压不能敏感地反映药物对 CAP 的降压效果，而 CAP 的降低水平能更准确地反映高血压患者的降压治疗情况，因而 CAP 被认为可作为评价降压药物疗效的新标准，有助于指导临床用药。当高血压患者合并其他心血管疾病，如冠心病时，应注意联合用药。

2.3 血压独有的特性

2.3.1 血压模式与晨峰血压

正常人白昼血压水平较高，夜晚睡眠时血压水平较低，在清晨 4:00—5:00 开始上升，6:00—8:00 出现高峰，然后逐渐平稳，16:00—18:00 再次出现高峰（次高峰），然后缓慢下降，凌晨 0:00—2:00 达低谷并维持到 4:00—5:00，全天出现双峰一谷的长柄杓型曲线。

根据夜间血压（22:00—8:00）较白天血压（8:00—22:00）的下降率，把血压的昼夜节律分为杓型（dipper）10%~20%、非杓型（non-dipper）<10%、超杓型（extreme dipper）>20%。如果夜间血压高于白天血压则称为反杓型（inverted dipper）。老年人或未治疗的高血压患者容易发生血压昼夜节律异常，常伴有夜间血压升高（夜间平均血压 ≥ 120/70 mmHg）。

据统计，在年龄 ≥ 60 岁的老年人中，非杓型血压的发生率可高达 69%，是中青年人的 3 倍以上。在年龄 ≥ 80 岁的高龄老年人中 83.3% 的人丧失了正常的杓型血压节律。血压昼夜节律异常是靶器官损害、心血管事件、脑卒中和死亡的独立预测因素。

在发病较长的高血压患者中，上述血压的昼夜节律减弱甚至消失，取而代之的是变异的血压节律。在 24 h 内血压变异程度最大的时间段在清晨，即从睡眠状态转为清醒并开始活动时，血压从相对较低的水平在短时间内迅速上升到较高的水平，甚至达到一天内最高的水平，这种清晨血压急剧上升的现象称为血压晨峰。

临床上，高血压患者心脑血管事件（不稳定性心绞痛、急性心肌梗死、心源性猝死及脑卒中）好发于清晨。越来越多的研究证实，血压晨峰与心脑血管事件的发生密切相关。

收缩压比舒张压升高更具有临床危害性，一般均采用 SBP 计算血压晨峰。随着研究的不断进行，现国内外公认对血压晨峰的定义为睡 - 谷晨峰值：以起床后 2 h 内 SBP 的平均值减去夜间睡眠时的最低平均收缩压值（包括最低值在内 1 h 的平均值）。此定义值已被证明在实验中可提供可重复的结果。目前大致认为睡 - 谷晨峰值为 50~55 mmHg，甚至大于 55 mmHg 有血压晨峰现象。

在临床上，最为重要的血压晨峰影响因素是年龄、高血压程度和糖尿病。老年人动脉粥样硬化，动脉的顺应性降低，颈动脉压力感受器的敏感性下降，致使血压调节受损，血压晨峰现象则更为明显。而高血压、糖尿病导致的自主神经功能失调、神经内分泌功能紊乱都可以加剧血压晨峰。国外已有研究提出，血压晨峰是系统性血液动力学动脉粥样硬化综合征的表型，并表明在高危患者中，晚期易损斑块可能是发生机制和随后心血管事件发生的首要目标。

更高的血压晨峰与心脑血管病的发生密切相关，并且独立于 24 h 血压，因此根据血压晨峰辨别高危患者和进一步控制血压晨峰程度成为高血压治疗的重要方面。临床上对于各类高血压患者应该通过动态血压监测和患者多次规律的家庭自测方式来鉴别高危患者。

2.3.2　血压的变异性

血压的变异性即血压的波动性，是个体在单位时间内血压波动的程度，通常以 24 h 动态血压监测的均值标准差反映血压变异的幅度，以频谱分析反映变异的速度。监测次数较多时，可以每半小时内血压的标准差作为短时变异指标。血压变异系数（标准差 / 均数）表示不同时间阶段血压波动的差异。

一般来说，24 h 血压变异 > 白天血压变异 > 夜间血压变异；收缩压变异 > 舒张压变异。目前临床实践中多以 24 h 动态血压监测数据作为血压波动大的诊断依据：① 24 h 内 SBP 最高值和最低值之差 ≥ 50 mmHg 和（或）DBP 最高值和最低值之差 ≥ 40 mmHg；② 24 h 内 PP 差 ≥ 60 mmHg；③ 血压变异性（blood pressure variability，BPV）：24 h SBP 变异 ≥ 15.1 mmHg；24 h DBP ≥ 13.6 mmHg；白昼 SBP 变异 ≥ 13.3 mmHg；白昼 DBP ≥ 12.6 mmHg；夜间 SBP 变异 ≥ 12.5 mmHg；夜间 DBP 变异 ≥ 9.7 mmHg。

2.3.3 血压负荷

血压负荷指 SBP 和 DBP 读数分别超过正常范围次数的百分率。一般正常人血压负荷应 <10%。

ABPM 所得血压负荷是诊断高血压和预测其靶器官损害的重要信息。SBP 及 DBP 负荷 40% 是预测左室功能的很好指标。血压负荷 > 40% 时，60%~90% 的患者出现左室肥厚或舒张功能减退。故有学者认为血压负荷超过 40% 是高血压心脏受累的警报，应考虑治疗。

2.3.4 动态脉压

动态脉压是 ABPM 很重要的一项监测指标，用来表示 24 h 的脉压变化，高血压、糖尿病、血脂异常和吸烟人群及合并代谢综合征者较高，有学者采用动态脉压 >60 mmHg 来表示。

2.3.5 平滑指数

平滑指数（smoothness index，SI）为使用降压药物后每小时降压幅度平均值与每小时降压幅度标准差的比值。SI 越大，降压药物 24 h 降压效果则越大、越均衡；同时 SI 还可反映高血压患者 24 h 血压的平稳程度。

2.3.6 谷 / 峰比值

谷 / 峰比值为服用降压药物后降压的谷效应值与峰效应值之间的比值。谷效应值是指药物在剂量末、下次剂量前的血压降低值；峰效应值指药物最大效应时的血压降低值。谷峰比反映药物作用的维持时间和平稳程度。谷峰比是评价降压药物降压平稳性和持续性的重要指标，谷 / 峰比值 ≥ 50%（最好 >60%）的降压药物能平稳控制 24 h 血压，并保持机体自然的 24 h 血压节律。ABPM 能较准确地反映降压药物的谷峰比，能为高血压治疗提供可靠的工具，已成为指导降压治疗和评价药物疗效的有效技术手段。

动态血压监测对高血压患者诊断与治疗的评价、靶器官损害及预后的预测都有十分重要的作用。不仅可以了解高血压患者血压水平及其他各项参数，为临床选择最佳降压时机和最合适的治疗方法；也可及早防治高血压患者的靶器官损害，改善心血管预后。

2.4 诊断高血压，诊室血压是否足矣

一直以来，诊室血压是临床诊断和分级的标准方法和主要依据，但只依靠诊室血压还存在很多不足，对于白大衣高血压、隐匿性高血压、血压昼夜节律异常等特殊类型高血压的诊断存在局限。为了更好地诊断高血压，诊室外血压测量同样重要，诊室外血压主要包括家庭自测血压、药房及公共场所测量血压及 24 h 血压动态血压监测等。诊室外血压测定结合诊室血压，在高血压的诊断、治疗及评价靶器官损害和预后等方面，都显示出更强大的优势。最新发布的《2021 ESH 诊室和诊室外血压测量的实践指南》在临床诊断价值、标准、指导意义等方面给予我们详尽的信息及规范（表 2.2）。

表 2.2　诊室及诊室外血压测量的临床意义及诊断标准

临床应用	诊室	家庭	24 h 动态	药房	公共场所
筛查	+++	+	−	++	+
初步诊断	+	++	+++	−	−
滴定治疗	+	++	++	−	−
随访	++	+++	+	−	−
主要适应证	未经治疗患者的筛查；经治疗患者的随访	经治疗患者的长期随访（首选方法）	初步诊断（首选方法）	未经治疗患者的筛查；经治疗患者的随访	机会性筛查
血压 /mmHg	≥ 140/90	≥ 135/85	≥ 130/80	≥ 135/85（有待研究）	—

2.4.1　诊室外血压监测有助于诊断白大衣高血压及隐匿性高血压

根据诊室和诊室外血压（HBPM 或 ABPM）测量结果，可将患者分为 4 类：①血压正常：诊室和诊室外血压均不升高；②持续性高血压：诊室和诊室外血压均升高；③白大衣高血压（white coat hypertension, WCH）：诊室血压升高，但诊室外血压不高；④隐蔽性高血压（masked hypertension, MH）：诊室外血压升高，但诊室血压不高（表 2.3）。

WCH 和 MH 的诊断需第二次诊室外血压测量来确认。当诊室血压接近 140/90 mmHg 时，误诊随之增加。诊室血压为（140~159）/（90~99）mmHg 时，强烈推荐进行家庭血压监测或动态血压监测；诊室血压为（130~139）/（85~89）mmHg 时，MH 的可能性高，强烈推荐诊室外血压评估。一些特殊情况（如孕妇、儿童和慢性肾脏病者）下，诊室外血压监测对于诊断和随访尤其重要。

表 2.3 WCH 和 MH 的诊断及管理

临床应用	WCH	MH
诊断	诊室血压升高 但诊室外血压不高	诊室外血压升高 但诊室血压不高
管理	改善生活方式，每年随访 心血管风险高或非常高的患者应考虑药物治疗	改善生活方式并考虑药物治疗

2.4.2 家庭及其他公共场所测量血压

家庭血压监测有助于识别 WCH 和 MH，是高血压治疗长期随访的最佳方法。

1）家庭血压监测的临床适应证

（1）初步诊断

用于确诊高血压及筛查 WCH 和 MH。

（2）经治疗的高血压

在所有接受治疗的高血压患者中使用；可用于识别 WCH 和 MH；用于滴定降血压药物；用于监测长期血压控制；确保严格的血压控制（高危患者、孕妇等）；用于改善患者的长期治疗依从性。

2）家庭血压监测计划

（1）用于诊断和每次就诊前

测量 7 d（至少 3 d）；早晚测量；饭前测量，如接受降压治疗则服药前测量；每次测量 2 遍，间隔 1 min。

（2）高血压治疗的长期随访

每周（最频繁）或每月（最低要求）重复测量 1~2 次。

药房中血压测量的有效性和适用性尚未经过充分的研究，可在药房进行 24 h 动态血压监测。公共场所中血压测量的研究少，但有助于普通人群的筛查。无袖带穿戴式血压监测的准确性和实用性仍不确定，因此不应用于高血压的诊断和治疗。

2.4.3 动态血压监测

1）医务人员培训及相关工作

了解动态血压监测相关指标，掌握动态血压监测仪的构成，并完成设备安装、启动、相关软件使用及结果收集。

2）动态血压检查规范指导

（1）设备及袖带

使用经过认证的血压测量设备，袖带大小适宜，建议选择非优势侧上臂进行动态血压监测，以减少手臂活动对血压监测结果的影响。

（2）患者准备及指导

简要介绍动态血压监测，告知动态血压监测可能影响睡眠，避免沐浴或人为碰触/破坏动态血压监测设备。告知保持日常活动，但要保持测量时受测上臂属于静止状态。告知需记录入睡及觉醒时间、服用降压药物时间及进食时间。

（3）测量频率及时长

动态血压监测时间应尽可能不少于 24 h，最好每小时都有 1 个以上血压读数。自动测量的时间间隔推荐设定为：白天每 15～30 min 测量 1 次，夜间每 30 min 测量 1 次。

一般来讲，如果有效读数设定在应获取读数的 70% 以上，计算白天血压的读数至少 20 个，计算夜间血压的读数至少 7 个，可以看作有效监测。

3）动态血压监测的临床意义

在高血压诊断中的意义：①发现高血压或低血压患者；②确定高血压的类型、鉴别高血压病因；③用于筛查 WCH 和 MH；④用于识别夜间高血压和非杓型高血压；⑤用于评估自主神经功能衰竭所致的血压变化。

在高血压治疗中的意义：①了解 24 h 血压平均值、最高与最低血压值以及等张与等长运动时的血压值；②如 ABPM 证实某些类型高血压属收缩压大幅度波动，可通过减慢心率来控制血压；③各类降压药物对白昼和夜晚的血压作用并不相同，在具体选择降压药物时要参照血压昼夜节律，对血压昼夜节律消失者要设法恢复正常节律，有助于预防并发症的发生；④根据 ABPM 提示的血压高峰与低谷时间，选择作用时间长短不一的降压药，更有效性控制血压，减少药物的不良反应。

4）如何读懂动态血压监测结果

ABPM 提供 24 h 内每次监测的 SBP、DBP 值，每小时 SBP、DBP 平均值，24 h、白昼、夜间 SBP、DBP 平均值，且白昼血压均值 >24 h 血压均值 > 夜间血压均值。

24 h 血压均值、白昼与夜间血压均值在非同日检测时重复性相对较好。目前多采用的动态血压监测正常值参考 2018 版《中国高血压防治指南》中推荐的正常参考值标准，这也是世界卫生组织/国际高血压学会建议的正常参考值（见本章 2.1：诊断标准）。

除平均血压水平，动态血压监测还可提供夜间血压下降率、血压晨峰、血压变异、动态脉压、血压负荷值、计算谷/峰比值和平滑指数等参数以多层面评价，了解这些参数能够更准确、更全面地诊治高血压。

（陆军军医大学大坪医院　吴庚泽）

3 | 高血压危险因素

3.1　高血压的不良生活方式

　　高血压是最常见的慢性非传染性疾病，也是导致心脑血管疾病、心脏和肾功能衰竭以及认知功能障碍的主要危险因素。近年来我国高血压患病率一直呈增长趋势，CHS研究结果显示 2015 年我国 18 岁以上成人高血压患病粗率高达 27.9%。不良的生活方式已成为高血压发生的主要危险因素。研究显示 70%~80% 的高血压发生与不健康的生活方式有关，20%~30% 的高血压发生与遗传因素有关，所以高血压病也是一种"生活方式疾病"。很多不良生活方式是高血压发生的危险因素，不去除就不能有效地预防和治疗高血压。我国高血压发生的主要不良生活方式包括高钠低钾膳食、超重 / 肥胖、过量饮酒、长期精神紧张、体力活动不足等。

3.1.1　高钠低钾膳食

　　人体内钠和钾两元素是以离子形式存在的，共同调整细胞与血液之间的容量、渗透压和酸碱平衡，对维持细胞的正常结构和功能起着非常重要的作用。每天摄入适量（2~3 g）食盐是维持人体生命活动的需要，但长期过量摄入食盐（>6 g/d）会严重危害人体健康，尤其在合并钾摄入不足时，其中最主要的就是升高血压。所谓高钠饮食，就是指摄入盐太多，饮食口味重，喜欢吃酱菜等腌制食品，或者添加过多的酱油、味精等。蔬菜和水果是饮食中钾的主要来源。如果吃蔬菜水果太少，就容易导致钾摄入不足，从而增加高血压的风险。

　　人群流行病学调查、临床研究及大量的试验数据证实钠的代谢和高血压密切相关，人群的血压水平与钠的摄入量呈正相关。而钾由于能促钠排出，其摄入量与血压水平呈负相关。我国 14 组人群研究表明，膳食钠盐摄入量平均每天增加 2 g，收缩压和舒张压分别增高 2.0 mmHg 和 1.2 mmHg。我国高血压发病率呈北高南低趋势，北方地区饮食普遍偏咸，口味较重，平均钠的摄入量为 12~15 g，而南方地区钠的平均摄入量只有 8~10 g，但均大大超过世界卫生组织推荐的 5 g。我国人群每天钾的摄入量只有 1.89 g，也远低于世界卫生组织推荐的 4.7 g。临床研究表明低盐饮食有利于血压控制，利尿剂早期通过增加钠的排泄发挥降压作用。

高钠引起高血压的主要机制是水钠潴留，引起细胞外液量和循环血量增加，心脏搏出量增加；细胞内外钠离子浓度比值变化导致小动脉张力加大及周围血管阻力增加。此外，高血压状态下肾脏压力 - 利钠调节机制紊乱，不能排除多余的钠和水，使血压持续进一步升高。此外，高盐膳食不仅是高血压发生的主要危险因素，也是脑卒中、心脏病和肾脏病发生发展的危险因素。每日摄入的食盐从 9 g 降至 6 g，可使脑卒中发病率下降 22%，冠心病发病率下降 16%。

3.1.2 超重 / 肥胖

适当比例的体脂是人体生理活动之必需，过量的体脂会影响健康。体脂轻至中度增加为超重，重度增加为肥胖。超重和肥胖显著增加全球人群全因死亡的风险，同时也是高血压患病的重要危险因素。

近 30 多年来生活水平提高导致能量摄入增加及体力活动减少，我国人群中超重和肥胖的比例明显增加，35 ~ 64 岁中年人的超重率为 38.8%，肥胖率为 20.2%。儿童肥胖率虽低于成年人，但其上升速度却高于成年人，7~18 岁男生超重和肥胖的检出率分别为 29.7% 和 18.8%；同龄女生超重和肥胖的检出率分别为 18.9% 和 10.3%。中国成年人超重和肥胖与高血压发病关系的随访研究结果发现，随着体质指数（body mass index，BMI）的增加，超重组和肥胖组的高血压发病风险是体重正常组的 1.16~1.28 倍。此外，高钠盐膳食人群更易出现超重、肥胖，更易导致血压升高。

超重 / 肥胖导致高血压的发病机制较为复杂，主要包括胰岛素抵抗、钠潴留、交感神经系统活性增加、激活肾素 - 血管紧张素 - 醛固酮系统活性和血管功能改变。我国根据心血管患者群的特点及相关证据，更加注重腹型肥胖带来的额外风险，将腰围纳入心血管病风险模型中，强调在控制 BMI < 24 kg/m^2 的基础上还需进一步控制腰围 < 90 cm（男性）或 85 cm（女性）。

3.1.3 过量饮酒

过量饮酒显著增加高血压的发病风险，且其风险随着饮酒量的增加而增加，限制饮酒可使血压降低。高血压患者中 5%~10% 与过量饮酒有关。少量饮酒后短时间内血压下降，但随后会升高。我国饮酒人数众多，18 岁以上成人饮酒者中过量饮酒率为 9.3%。过量饮酒包括危险饮酒（男性 41~60 g/d，女性 21~40 g/d）和有害饮酒（男性 60 g/d 以上，女性 40 g/d 以上）。

限制饮酒与血压下降显著相关，酒精摄入量平均减少 67%，收缩压下降 3.31 mmHg，舒张压下降 2.04 mmHg。目前少量饮酒有利于心血管健康的证据尚不足。相关研究表明即使对少量饮酒的人而言，减少酒精摄入量也能够改善心血管健康，减少心血管疾病的发病风险。过量饮酒兴奋交感神经，引起心跳加快、血压升高及血压波动性增大。此外，有大量证据表明，过量饮酒也是心脑血管病、肾衰竭、2 型糖尿病、骨质疏松症、认知功能受损和老年痴呆等的危险因素。

3.1.4 精神长期过度紧张

神经系统对血压的调节起重要作用，特别是中枢系统的延髓血管运动中枢，存在加压区、减压区、感受区，在下丘脑以及更高级中枢核团的参与下调节血管的舒缩。

当今社会高速发展，生活节奏加快、竞争压力加剧、人际关系紧张，使社会群体精神压力普遍存在持续紧张状态。进而大脑皮层兴奋抑制平衡状态失调，交感神经活动增强，血管收缩，血压升高。长期精神紧张是高血压患病的危险因素，精神紧张可激活交感神经从而使血压升高。一项纳入 8 个前瞻性研究的荟萃分析，将焦虑、担忧、心理紧张、愤怒、恐慌或恐惧定义为精神紧张，结果显示有精神紧张者发生高血压的风险是正常人群的 1.55 倍（95% CI = 1.24～1.94）。长期的血压升高状态引起血管平滑肌增殖肥大、血管壁增厚、硬化和弹性减低，外周阻力增大，导致血压持续升高。此外，长期精神过度紧张还可诱发心律失常、冠状动脉痉挛以及粥样斑块破裂而引发急性心血管事件。

3.1.5 吸烟

烟草烟雾含有数百种有害物质，包括一氧化碳、尼古丁等生物碱、胺类、腈类、酚类、烷烃、醛类、氮氧化物，多环芳烃、杂环族化合物等，这些有害物质通过兴奋交感神经、氧化应激等机制，引起血管收缩、血压升高。除此之外，吸烟者血液中一氧化碳血红蛋白含量增多，从而降低血液的含氧量，损伤血管内皮细胞，使动脉血管变窄，动脉血流受阻，导致动脉粥样硬化发生，增加冠心病、脑卒中、猝死和外周血管病发生的风险。此外，吸烟能显著降低降压药物疗效，降低血压控制达标率。戒烟可以显著降低这些疾病的发生和死亡风险，而且任何年龄戒烟均能获益。

二手烟同样有害。婴幼儿更容易受到二手烟中有毒物质的侵害。孕妇主动或被动吸烟，烟草中的有害成分通过胎盘直接而且是永久性损害胎儿的心血管系统。

3.1.6 缺乏体力活动

随着文明的进步和生活水准的提升，电视、智能终端等的普及使业余静态生活时间越来越长，以车代步、静坐不动、缺乏体力活动的人越来越多。适量体力活动可调节人体肾素血管紧张素醛固酮系统，使肾小管对钠的回吸收减少，增加扩血管物质，改善内皮舒张功能，促进糖脂代谢，预防和减缓高血压的发生。缺乏体力活动致使BMI 增加，脂肪堆积，附在血管壁上，血管阻力升高，久之形成高血压。体力活动不足是高血压的危险因素。研究显示每日静态生活时间超过 4 h 的人群，比每日静态生活时间不足 1 h 的人群，其超重或肥胖的患病率增加 1 倍，高血压增加 18%，糖尿病增加 50%，高胆固醇增加 80%。有报道显示坚持适量规律运动，收缩压可以平均下降10~15 mmHg，舒张压平均下降 5~10 mmHg。而规律体力运动不仅有益于血压控制，而且有利于控制体重、调节血脂，体重的控制又促进血压下降。

高血压的发病是遗传因素与后天环境因素、不良生活方式共同作用的结果。我们不能改变遗传因素，但是可以通过改善生活方式来治疗高血压。认识到调整生活方式也可以预防高血压，是近年来高血压防治的重要进展。不良生活方式尤其是体重增加和缺少机体运动是高血压的诱因。积极改善不良生活方式可以预防和延缓高血压，并减少心脏、脑和肾脏等靶器官的损伤。

3.2　高血压与限盐

高盐摄入是高血压发病的重要危险因素之一，同时也造成心血管病发病与死亡风险增加。早在 2 600 年前，我国著名的医学论著《黄帝内经》中就有"咸者，脉弦也"及"多食咸，则脉凝泣而变色"等论断。近百年来随着现代医学发展，大量动物实验、流行病学调查和临床研究均证实低盐膳食可以降低血压、预防高血压的发生。自 20 世纪 80 年代以来，我国学者就不同地域、不同民族人群钠盐的摄入量和钠盐与动脉血压的关系及其干预成效进行了一系列流行病学研究，证实钠盐摄入过多和（或）钾摄入偏低是我国人群高血压发病的重要危险因素。总体上讲，我国人群日常钠盐摄入量显著高于欧美国家人群，北方地区高于南方，一些少数民族如哈萨克族、藏族人群钠盐摄入较高，且钠盐摄入量与血压水平、高血压患病率正相关。不同于欧美国家，我国高血压人群呈现高钠低钾、血压变异性高、脑卒中发病率高三大特点，其中高盐膳食就是一个迫切需要解决的问题。

3.2.1　高钠摄入促进高血压的发生发展

钠离子是细胞外液的主要电解质，负责调节水平衡、酸碱度和渗透压。正常情况下钠平衡主要由肾脏通过改变尿钠排泄来控制。一旦摄入的钠盐超过肾脏的排泄能力，就会潴留在血液内引起高钠血症，而机体为维持合适的渗透压，将吸收更多的水进行稀释，后果就是血容量增加，进而血压升高。其中部分人群给予相对高盐摄入可出现明显的血压升高，并具有遗传倾向性，称为盐敏感性高血压。盐敏感者在正常血压人群中的检出率为 15%~42%，高血压人群为 28%~74%。个体的血压对钠盐摄入的反应既有遗传因素，也与年龄、BMI、伴随疾病等后天因素有关，如高龄、肥胖以及具有糖尿病、嗜铬细胞瘤及肾血管性高血压等基础疾病的人群。

随着研究的深入，人们发现钠盐与靶器官损害相关，包括肾脏损害、心肌肥厚、血管重塑，此外还与胰岛素抵抗、代谢综合征、内皮功能受损等相关联，且这种关系既来源于钠盐对血压的影响，也有独立于血压之外的机制。

3.2.2 盐敏感性高血压

盐敏感性高血压的形成机制尚不十分明确，目前主要认为与肾脏钠代谢障碍、肾脏损伤、血管内皮功能紊乱等有关。

盐敏感者可表现为一种或几种涉及血压调控的内分泌和代谢异常：①肾脏压力-尿钠曲线斜率呈下降趋势，近曲肾小管重吸收增加，脏排钠延迟；②存在不同程度的胰岛素抵抗现象；③交感神经系统活性增强，血浆去甲肾上腺素水平明显增高，血压的应激反应性增强；④细胞膜钠离子转运异常，细胞膜钠/钾反转运速率增加、钠泵活性增高，盐负荷后细胞内钠含量增加；⑤体内氧化应激水平增强，炎症激活；⑥血管内皮功能障碍以及血管舒张反应及血压依赖性血管舒张反应减低，内源性 NOS 抑制剂合成增加。

盐敏感性高血压患者与盐不敏感者相比具有以下临床特点：①盐负荷后血压明显增加，而限制盐的摄入量或利尿缩容则可使血压显著降低；②血压变异性增大；③动态血压监测倾向于非杓型变化特征、昼夜差值缩小；④血压应激反应增强：冷加压试验血压的升高值明显且持续时间较长；⑤早期出现靶器官损害如尿微量白蛋白增加、左心室质量指数升高；⑥多伴有胰岛素抵抗，血浆胰岛素水平升高、胰岛素敏感性指数降低。

此外，大量研究发现正常血压人群中盐敏感者较盐不敏感者远期血压增长幅度和高血压发生率明显增高，心血管事件发生率及死亡率也显著升高，而且盐敏感者即使血压正常，其心血管事件发生率和死亡率也会升高。

虽然已经意识到盐敏感性高血压的危害，但是如何准确确定盐敏感者目前缺乏统一、规范的测量方法和判断标准。目前多采用急性静脉盐负荷试验和慢性盐负荷试验，二者区别在于盐负荷量、判断标准及干预时间等方面，但由于过程烦琐并不适于人群筛选及临床应用。近年来全基因组关联分析发现多个与盐敏感性相关的基因和单基因疾病，与此相关的生物标记物或许在诊断盐敏感性高血压方面具有重要意义。

3.2.3　限盐的降压及心血管保护效应

众多研究表明高钠摄入促进高血压的发生发展，高盐膳食的危害已经成为人们的普遍共识。有关限盐与高血压的临床研究逐渐开展，限盐与血压控制的关系也逐渐得到证实。

盐与血压的国际性研究（INTERSALT 研究）是一项系统性、标准化分析电解质排泄（24 h 尿液）与血压关系的研究，囊括 32 个国家 52 个中心，共计 10 079 人受试者，年龄 20~59 岁。结果显示，尿钠含量与血压显著相关，尤其在 40~59 岁年龄段。同时，每天钠盐摄入量降低 100 mmol，钾摄入量增加 15 mmol，会使收缩压降低 3.4 mmHg；每天钠盐摄入量增加 100 mmol，持续 30 年以上，会使收缩压升高 10~11 mmHg，舒张压升高 6 mmHg。在我国开展的一项以中国家庭为基础的随机研究结果同样表明，限制钠盐摄入量有益于血压控制。该研究纳入 325 例青少年高血压患者以及相应的家庭成员 978 例，随机分成 3 组：第 1 组，钾钙膳食补充组，额外添加钾盐 10 mmol/d，钙盐 10 mol/d；第 2 组，限制钠盐摄入组，通过健康教育的手段，使受试者在 2 年内逐步将钠盐摄入量降至每人 50~100 mmol/d；第 3 组，对照组，不采取任何干预。经过 2 年观察，第 1 组人群血压下降 5.9/2.8 mmHg；第 2 组人群血压下降 5.8/1.0 mmHg；而第 3 组人群血压升高 1.3/2.3 mmHg。由此可见，与限盐一样，在食盐中同时摄入钾和钙也有利于降压。这一研究工作具有重要的临床意义，对部分很难通过健康教育改变膳食习惯的人群提出了一种新的可行的干预途径。

TOHP 研究将 2 382 名 30~54 岁无其他心血管病、糖尿病、肾脏疾病等的高血压前期（正常高值血压）受试者随机分为限盐干预组及对照组，经过 3~4 年的限盐干预，钠盐摄入量较对照组减少了 33 mmol/24 h。持续随访到 10~15 年时，经校正种族、年龄、性别等因素后，限盐组心血管事件风险较对照组下降 25%（7.5 : 9.0，P=0.04），进一步校正基线尿钠及体质量后，心血管事件风险下降 30%。研究结果提示，限盐能减少心血管事件发生的长期风险。随后受试者 5 年回顾性纵向分析结果提示，尿钠 <2.3 g/d 者心血管事件风险较尿钠在 3.6~4.8 g/d 者减少 32%，提示钠盐水平与心血管事件的发生率连续线性相关，即使在较低的尿钠排泄水平（1.5~2.3 g/d）这种趋势仍然存在，推算钠摄入量每增加 1 g/d，死亡风险增加 12%。该研究纳入的受试者均为正常高值血压的健康人群，并采用多次测量 24 h 尿钠这一国际公认的指标。研究结果肯定了限盐摄入对预测人群心血管病的保护效应。

目前认为，长期限盐干预有助于降低血压和减少高血压患者服用降压药的用量；长期限盐干预有助于预防或减缓血压随年龄的上升，减少高血压患者心血管病的发病与死亡。

3.2.4　限盐的目标与策略

1）限盐管理的目标

一个成年个体如无大量出汗，每日钠的消耗量约为 600 mg，即 1.5 g 钠盐（氯化钠）。基于美国 DASH-sodium 限盐研究显示，排钠量控制在 2.3 g（相当于氯化钠 5.8 g）血压出现降低，如排钠量控制在 1.5 g（相当于氯化钠 3.8 g）血压进一步下降。所以多数指南将钠盐摄入量限定为 5~7 g。美国心脏协会建议高血压患者钠摄入量应低于 2.4 g（氯化钠 6 g），理想目标为 1.5 g（氯化钠 3.8 g），如若不能降至目标水平，至少每天应减少 1.0 g（氯化钠 2.5 g）摄入量以实现降压作用。2018 版《中国高血压防治指南》明确指出限钠目标为 2.4 g（氯化钠 6 g）。但根据四次全国营养调查结果，2012 年膳食钠的日均摄入量 5.7 g，折合成食盐的量为 14.5 g，远高于限钠的目标值。为此，我国相关协会也制订了相应的限盐策略和措施。

2）限盐策略

限盐策略主要包括：①加强宣传，充分认识高盐的危害；②循序渐进，逐渐减盐达到目标值；③增加膳食中钾的摄入量，有利于促进钠的排泄；④限盐管理与药物相结合；⑤限盐从儿童开始；⑥方便准确的钠摄入量动态评估检测技术。

3）限盐措施

限盐主要措施包括：①减少烹调用盐及含钠高的调味品（包括味精、酱油）；②避免或减少含钠盐量较高的加工食品，如咸菜、火腿、各类炒货和腌制品；③建议在烹调时尽可能使用定量盐勺，以起到警示的作用；④增加膳食中钾摄入量如增加富钾食物（新鲜蔬菜、水果和豆类）的摄入以及低钠富钾替代盐（肾功能良好者），但不建议服用钾补充剂（包括药物）；⑤高盐摄入、盐敏感性高血压患者的降压药物首选利尿剂、钙拮抗剂等。

3.2.5　限盐存在的问题

由于个体间对钠盐负荷或限盐呈现不同的血压反应，亦即盐敏感性和盐不敏感性，所以限盐干预后降压效应存在不同，总的说来对肥胖、高龄、合并代谢综合征和糖尿病以及低肾素型高血压患者，限盐的降压反应比较敏感。但无论如何，限盐干预均有心血管保护效应。其次是钠摄入受限后，与之有交互作用的钾、钙、氯等离子可能发生相应改变，进而是否对血压和心脑血管健康产生影响仍需进一步研究。

钠是生物生存所必需的物质，在血压调控中也发挥着举足轻重的作用。长期限盐干预有助于降低血压和减少高血压患者服用降压药的用量，减少高血压患者心血管病的发病与死亡。《我国居民膳食指南（2016 版）》推荐钠盐日摄入限量为 6 g，而当前我国居民钠盐摄入量比较高。强化限盐是我国高血压防治工作的重要策略之一。

3.3　高血压不应只关乎血压

高血压是一种以体循环动脉血压持续升高为特征的进行性心血管综合征，临床常合并其他心血管疾病危险因素、靶器官损害和临床疾病，可损伤重要脏器，出现脑卒中、心肌梗死、心力衰竭及慢性肾脏病等并发症，严重危害人类健康。所以，高血压治疗的根本目标是降低高血压的心脑肾与血管并发症发生和死亡的总风险。

高血压患者发生心脑血管病及事件的病理基础是动脉粥样硬化，其与血管内皮损伤、动脉硬化、炎症、脂质沉积等多种病理生理机制有关。高血压与其他心血管危险因素既有独立的致病机制，又存在一定的相互作用，共同促进动脉粥样硬化的发生发展。持续性血压升高可导致血流紊乱、剪切力增加，导致内皮功能异常与氧化应激加剧，造成内皮损伤与炎症反应。并存的高血糖、高血脂、肥胖等因素进一步介导内皮炎症反应与氧化应激，不同危险因素相互作用，动脉粥样硬化病变不断进展，最终由亚临床状态进展为具有临床意义的心脑血管病。

国内外流行病学研究显示，心脑血管疾病是多种危险因素综合作用的结果，几种危险因素中度升高时心血管病发病的绝对危险，可以超过单一种危险因素高度升高造成的危险结果。虽然高血压是影响心血管事件发生和预后的独立危险因素，但是并非唯一决定因素。除血压水平外，心血管病的绝对危险在相当大的程度是由其他危险因素来决定。因此，高血压患者的诊断和治疗不能只关注血压水平，必须在心血管综合风险评估基础上进行综合干预。

英国前瞻性糖尿病研究（UKPDS 研究）结果显示，在新诊断的 2 型糖尿病患者中，严格控制血压不但可以显著降低糖尿病大血管病变的发生风险，还可显著降低微血管病变的发生风险。高血压优化治疗试验（HOT）以及其他抗高血压治疗临床试验的糖尿病亚组分析也显示，严格控制血压可以显著降低无明显血管并发症的糖尿病患者发生心血管事件的风险。心脏终点事件预防评估 -3（HOPE3 研究）纳入 12 075 例无心血管病史的中等程度心血管病风险患者，以心血管死亡、非致死性心肌梗死、非致死性卒中、心力衰竭、血运重建事件作为复合终点，结果显示单独的降压治疗未能使受试者获益，但降胆固醇治疗或降胆固醇联合降压治疗可降低受试者复合终点事件发生率。益格鲁 - 斯堪的那维亚心脏终点降脂分支研究（ASCOT-LLA 研究）纳入 10 305 例无心血管病，但合并至少 3 项心血管病危险因素的高血压患者，原计划随访 5 年，但中位随访时间 3.3 年提前结束，原因是联合降脂治疗时主要心血管复合终点（非致死性心肌梗死与致死性冠状动脉粥样硬化性心脏病）风险降低 36%，致死性与非致死性脑卒中风险降低 27%，总心血管事件风险降低 21%，总冠状动脉事件风险降低 29%。对多重危险因素的综合干预可显著改善高血压患者心血管疾病的发生和死亡风险。

3.3.1 高血压与多重危险因素并存

大量临床研究和流行病学数据显示，高血压不是单纯的血液动力学异常疾病，约 90% 的高血压患者合并一种或几种其他心血管危险因素 / 临床合并症，这些危险因素 / 合并症包括吸烟、超重或肥胖、糖耐量异常、血脂紊乱、睡眠呼吸障碍、蛋白尿、左室肥厚、慢性肾病、脑血管病、冠心病、高尿酸血症等。我国人群筛选数据显示 41.3% 的高血压患者合并至少一种血脂异常，75% 合并同型半胱氨酸升高，56% 合并肥胖，2/3 合并糖代谢异常，30% 合并睡眠呼吸障碍。

一项在全球 26 个国家进行的调查研究显示，与单纯高血压患者相比，合并危险因素的高血压患者 24 h 各时段血压值均升高，而血压达标率降低 58%。此外有研究显示，高血压患者如合并血脂异常、吸烟、肥胖、糖代谢异常等危险因素，患者心血管死亡风险升高 7 倍，全因死亡风险升高 2.9 倍，且单纯降压治疗对高血压患者的心脑血管病风险管理存在局限性。一项汇集了 68 项随机对照试验的大型荟萃分析显示，降压治疗后的剩余风险随心血管病风险分层升高而递增；以心血管终点与血压达标关系为研究内容的奥美沙坦大型研究（OMEGA 研究）亚组分析结果显示，即便血压控制良好的患者，其心血管病风险仍随着低密度脂蛋白胆固醇（low density lipoprotein cholesterol，LDL-C）水平分层的升高而显著增加。

近期的研究提示血清尿酸是高血压发生发展的独立危险因素。Olivetti 心脏研究结果显示，血清尿酸水平每增加 59.5 μmol/L，发生高血压的危险增加 23%，基础血尿酸水平是高血压发病的最强独立预报因子。原发性高血压人群中约 90% 的患者合并有高尿酸血症。在治疗过程中尽管高血压患者的血压已得到较好控制，但相较于尿酸得到控制或尿酸正常的患者，其心血管事件与血尿酸水平呈显著的正相关，在调整血肌酐、BMI、利尿药等因素后危险度达 1.22。

此外，Framingham 研究也指出在高血压患者中，单独与高血压相关的冠心病事件在男性和女性患者中分别为 14% 和 5%，而 40% 的男性和 60% 的女性患者的冠心病事件与 2 个或更多的危险因素有关。

因此，高血压与合并的危险因素 / 临床合并症相互协同，损害心血管系统，主要表现为血压控制达标率低、心血管疾病和死亡发生率高。高血压的管理不应仅局限于血压本身，更应关注合并的危险因素。

3.3.2 高血压与其他危险因素具有共同病理基础

高血压及伴随的超重或肥胖、糖耐量异常、血脂紊乱、高尿酸、高血黏度、高脂肪肝发生率和高胰岛素血症等危险因素，在本质上均与人体的蛋白质、脂肪、碳水化合物等物质发生代谢紊乱有关，而代谢紊乱的病理基础就是胰岛素抵抗。高血压不是一个孤立的病，而是代谢紊乱表型之一。高血压与糖尿病、肥胖、血脂紊乱、冠心病等都是"代谢紊乱大家族"里的家庭成员，就像一条蔓上长出的几个瓜。目前研究认为高血压及伴随的危险因素有共同的病理基础——胰岛素抵抗和高胰岛素血症，最终可引起严重心脑血管疾病，甚至某些癌症，如与性激素有关的乳腺癌、子宫内膜癌、前列腺癌，以及消化系统的胰腺癌、肝胆癌、结肠癌等。例如，肥胖既是高血压发病的危险因素，也是糖尿病发病及加重的诱因，而且糖尿病与高血压互为因果。而胰岛素除对物质代谢的生理作用外，作为一种生长因子，高胰岛素可诱导动脉血管平滑肌细胞生长、增殖、分化而出现动脉粥样硬化，此外通过增加肾小管对钠的重吸收、兴奋交感神经，进而促进高血压的发生发展。糖尿病高血压在致心肌损害方面具有协同效应，促使左心室肥厚、心衰及冠心病更快更重发展。高血压患者如果只是进行降压治疗，虽能有效控制血压，但此类患者仍具有较高的死亡率，例如常用利尿剂、β受体阻滞剂，可干扰糖、脂代谢，加重胰岛素抵抗，部分抵消了血压降低的效果。

所以，高血压与其他危险因素具有共同病理基础，临床上不能仅局限于血压水平，还要重视改善胰岛素抵抗为基础的心血管危险因素的综合防治。

3.3.3 高血压与心理因素

高血压绝大多数是需要终生服药的慢性疾病，而且随着年龄的增长，血压水平呈上升趋势，进而需要更大剂量、更多种类的药物。再加上当今社会的快节奏、高压力，紧张、恐惧、焦虑、抑郁等心理问题发病率显著增加。焦虑、抑郁等心理问题是高血压的危险因素，而高血压早期的微小动脉痉挛或闭塞会累及额叶、颞叶、脑室周围及边缘系统等调控情绪和各种神经心理的部位，从而出现焦虑、抑郁。焦虑、抑郁等心理障碍，不但对降压药物的依从性常常较差，还可导致血压水平的反复短时显著波动（升高），影响高血压的诊断和治疗，或发展为难治性（顽固性）高血压，并可能成为发生急性心脑血管病的诱因。

因此，除血压及其他危险因素外，还应全程、全面关注高血压患者的心理问题。单纯的心理干预如不能奏效，则应予以相应的精神类药物。现在的研究也证实，抗焦虑、抑郁治疗无论是单独应用还是联合抗高血压药物，都可不同程度地降低血压。

3.3.4 以血压达标为基础，多重危险因素综合干预

我国约有 2.5 亿高血压患者，庞大的患病基数使其成为我国主要心血管病危险因素。2018 修订版《中国高血压防治指南》除了进一步明确强化降压的临床获益外，将（130~139）/（85~89）mmHg 血压水平作为心血管病风险分层的新增标准，根据高血压患者的血压水平和总体风险水平，决定给予改善生活方式和降压药物的时机与强度；同时干预检出的其他危险因素、靶器官损害和并存的临床疾病。鉴于我国高血压患者的靶器官并发症以脑卒中为主，因此在条件允许的情况下应采取强化降压的治疗策略，以期通过更好的血压控制和血脂管理改善我国心脑血管病高发现状。

因此，以血压达标为基础，关注高血压及伴随疾病的管理和控制，着重包括生活方式、胆固醇和血糖等的综合管理，建立高血压患者的综合管理模式。

1）生活方式干预

在任何时候，生活方式干预对任何高血压患者（包括正常高值者和需要药物治疗的高血压患者）都是合理、有效的治疗，其目的是降低血压、控制其他危险因素和临床情况。生活方式干预对降低血压和心血管危险的作用肯定，所有患者都应采用，主要措施包括：①减少钠盐摄入，每人每日食盐摄入量逐步降至 <6 g，增加钾摄入；②合理膳食，平衡膳食，控制体重，使 BMI < 24 kg/m²，腰围：男性 < 90 cm、女性 <85 cm；③不吸烟，彻底戒烟，避免被动吸烟；④不饮或限制饮酒；⑤增加运动，中等强度，每周 4~7 次；每次持续 30 ~ 60 min；⑥减轻精神压力，保持心理平衡。

2）高血压的降压治疗

高血压的降压治疗见药物治疗章节。

3）血脂管理

高血压伴血脂异常的患者，应在治疗性生活方式改变的基础上，积极降压治疗以及适度降脂治疗。对 ASCVD 风险低中危患者，当严格实施生活方式干预 6 个月后，血脂水平不能达到目标值者，则考虑药物降脂治疗。对 ASCVD 风险中危以上的高血压患者，应立即启动他汀治疗。采用中等强度他汀类治疗，必要时采用联合降胆固醇药物治疗。

高血压和血脂异常均为 ASCVD 的重要危险因素，高血压伴有血脂异常显著增加心血管病事件发生的风险。《中国成人血脂异常防治指南（2016 年修订版）》首次明确

了中国动脉粥样硬化性心血管病一级预防人群的理想胆固醇水平为 LDL-C<2.6 mmol/L（非 HDL-C<3.4 mmol/L）。

4）血糖管理

高血压患者合并高血糖很常见，同时往往合并其他多种代谢性心血管危险因素。因此，血糖控制强调通过健康的生活方式和药物对多种代谢性心血管危险因素进行综合控制。

（1）血糖控制目标：HbA1c<7%；空腹血糖 4.4~7.0 mmol/L；餐后 2 h 血糖或高峰值血糖<10.0 mmol/L。容易发生低血糖、病程长、老年人、合并症或并发症多的患者，血糖控制目标可以适当放宽。1 型糖尿病合并肾脏病、眼底病等并发症患者，血糖控制目标应适当放宽。基本原则是不发生低血糖和高血糖急症。

（2）饮食调整的原则：控制摄入总热量，碳水化合物占总热量的 55%~65%，蛋白质不多于总热量的 15%。尽可能控制体重在正常范围内。在总热量不变的情况下少食多餐。运动和活动的原则：适量、经常性和个体化。推荐骨骼肌等张运动项目例如步行、游泳等，限制强运动项目和运动量。接受胰岛素治疗的患者强调规律的生活，例如定时定量进餐和运动。药物治疗详见《中国 2 型糖尿病防治指南（2020 年版）》。

5）抗血小板治疗

高血压伴有缺血性心脑血管病的患者，推荐进行抗血小板治疗。抗血小板治疗对心脑血管疾病一级预防的获益主要体现在高危人群，如高血压伴糖尿病、高血压伴慢性肾病、50~69 岁心血管高风险者（10 年心血管总风险≥10% 或高血压合并 3 项及以上其他危险因素），可用小剂量阿司匹林（75~150 mg/d）进行一级预防。阿司匹林不耐受者可应用氯吡格雷（75 mg/d）代替。

6）心房颤动管理

易发生房颤的高血压患者（如合并左房增大、左心室肥厚、心功能降低），推荐使用 RAS 抑制药物（尤其 ARB）以减少房颤的发生。具有血栓栓塞危险因素的房颤患者应按照现行指南进行抗凝治疗。

7）多重危险因素的管理

生活方式干预是高血压合并多重危险因素患者心血管疾病预防的基础，高血压患者管理是实现多重危险因素干预的重要手段。健康教育、生活方式干预与药物治疗相结合的多重危险因素干预，可显著改善社区心血管病高危人群单个危险因素控制及危险因素聚集状况。高血压伴同型半胱氨酸升高的患者适当补充新鲜蔬菜水果，必要时补充叶酸。无症状性血尿酸高于 420 μmol/L 开始药物治疗，建议控制在 360 μmol/L 水平以下。

高血压的临床诊治不仅治疗高血压，还要治疗伴发病，要上下游疾病同防同治。以血压达标为基础，多重危险因素综合干预是防治心脑肾与血管并发症发生和死亡的总风险阵线前移的重要举措。根据模型计算，我国如能在未来15年间进行积极降压、降胆固醇并控制血糖等并实现达标，可避免100万～165万例急性心肌梗死、140万～250万例脑卒中发病与45万～85万例心血管病死亡发生。希望我国的心血管事件"拐点"早日出现。

3.4　警惕富贵病，远离高血压

"富贵病"又称现代文明病，是人们进入工业化社会，一方面物资供应丰富充足，人们吃得好、吃得精、吃得多；另一方面劳动强度降低、活动量减少，导致营养过剩，加之生活节奏快、工作压力大，从而产生的一系列非传染性的流行病，例如肥胖、高脂血症、糖尿病、冠心病、动脉粥样硬化、脑卒中以及脂肪肝、高尿酸血症及一些肿瘤。这些病在物质贫乏的社会是很少的，所以称为"富贵病"。这些富贵病很少"独来独往"，常常"结伴而行"。"富贵病"已成为危害国人健康的主要病种。《2019中国心血管病》报告显示，我国约有22%的人超重，6 000万人因肥胖而就医，高血压近3亿人，糖尿病5 000多万人，高脂血症1.6亿人。每天因富贵病导致的死亡人数超过1.5万人，占死亡总人数的70%，而且"富贵病"治疗费用占疾病负担总费用的60%以上。

除了少数继发性高血压有单一明确的病因可寻外，绝大多数原发性高血压没有特定的病因，而是遗传与环境因素长期相互作用的结果。高血压的发病虽然受遗传因素、性别、年龄等不可控因素的影响，但是更大程度上是受各种不良生活方式的影响。

根据《中国心血管健康与疾病报告（2019）》，从我国高血压患病率来看，在1958年、1979年、1991年、2002年，大于等于15岁人群高血压的患病粗率分别为5.1%、7.7%、13.6%、17.6%，总体呈上升趋势。2015年中国高血压调查研究结果显示，18岁以上成人高血压患病粗率为27.9%，患病率随年龄的增长而升高。这些被调查人群的遗传因素和年龄都没有显著改变，为什么高血压的患病率却呈井喷式增长？生活方式的改变在这里有重要影响。一项调查了5 000多对45岁以上中国夫妻的研究提示，配偶如有心脏病，自己患心脏病的风险至少增加1倍，男士尤甚。糖尿病、心血管病、高血压、高脂血症等富贵病有一定的家族聚集性，这进一步证实生活方式因素和社会经济环境的致病作用。

当今社会人们的生活水平得到极大提高，烟酒消耗大幅度增加，流行高盐、高脂、高热量、高蛋白饮食；生活工作压力加大、节奏加快；加上体力活动减少，使肥胖、糖尿病、高脂血症、痛风（无症状高尿酸血症）人数增加。这些因素反过来可以促使血压增高。因此，高血压本质上也属于生活方式病。我们可以通过努力尽量改变那些可控的因素——生活方式，以期减少高血压病的发生发展。

我国高血压人群防治研究起步于 1969 年，北京首钢人群防治基地通过倡导合理膳食，推广限盐、减重、戒烟、限酒等，人群收缩压下降 5.3 mmHg，舒张压下降 2.9 mmHg；脑卒中发病率由 1974 年的 139.4/10 万下降到 1994 年的 89.8/10 万，病死率由 69.3/10 万下降到 18.4/10 万。美国、澳大利亚、新西兰和日本人群防治研究均有类似的防控效果。加拿大高血压新指南指出，若不改变不良的生活方式，将有 50% 正常高值血压者［（130~139）/（85~89）mmHg］进展成高血压病。

改变不良生活方式、建立合理饮食、适量运动、戒烟限酒、保持心理平衡的健康生活方式，降低心血管危险因素，远离"富贵病"，有效防控高血压。著名的维多利亚宣言"合理膳食、适量运动、戒烟限酒、心理平衡"十六字，就是健康的基石。

首先，合理膳食指能提供全面、均衡营养的膳食。食物多样，能满足人体各种营养需求及促进健康的目的。中国营养学会编写的《中国居民膳食指南科学研究报告（2021年）》，提出了东方健康膳食模式，也就是以多蔬菜水果、多鱼虾水产品、经常吃奶类和大豆制品、适量的谷类和肉禽类、烹调清淡少盐为主要特点的江南地区模式，避免过多摄入畜肉、烟熏肉、食盐、饮酒、含糖饮料、油脂等。每天应摄入全谷物和杂豆类 50~150 g，蔬菜 300~500 g（深色蔬菜占 1/2），新鲜水果（果汁除外）200~350 g以及适量的大豆制品和茶水。

其次，适量运动是指除日常生活的活动外，每周 4~7 d，每天累计 30~60 min 的中等强度运动（如步行、慢跑、骑自行车、游泳等）。运动形式可采取有氧、阻抗和伸展等。以有氧运动为主，无氧运动作为补充。运动强度须因人而异，常用运动时最大心率来评估运动强度。中等强度运动为能达到最大心率（220 − 年龄）60%~70% 的运动。避免长时间久坐和看电视，其时间阈值分别为 6~8 h 和 3~4 h。

再次，戒烟限酒。吸烟（包括被动吸烟）是一种危害健康的不良行为，可应用戒烟药物对抗戒断症状以提高成功率，避免复吸。高血压风险随着饮酒量的增加而增加，而限制饮酒可使血压降低。建议不饮酒，如饮酒尽量选择低度酒，每周酒精摄入量男性不超过 140 g，女性不超过 80 g。

最后，需心理平衡，也就是一种良好的心理状态。具体而言，就是能够恰当地评价自己，可以高效地工作和学习，能够应对日常生活中的压力，具有良好的人际关系和积极参加社会活动等状态。若出现抑郁症、焦虑症、A 型性格、社会孤立感等情况及早干预，必要情况下采取心理治疗联合药物治疗。

遵循健康的生活方式，从预防做起，警惕富贵病，可以使高血压发病率减少 55%，脑卒中减少 75%，糖尿病减少 50%，肿瘤减少 1/3，不仅延长预期寿命 10 年，而且所需费用不足医疗费的 1/10。

（陆军军医大学大坪医院　石伟彬）

4 ｜ 高血压标准之争

高血压是指以体循环动脉血压［收缩压和（或）舒张压］增高为主要特征，可伴有心脑肾等器官的功能或器质性损害的临床综合征。高血压是最常见的慢性病，也是心脑血管病最主要的危险因素。正常人的血压随内外环境变化在一定范围内波动。在整体人群中，血压水平随年龄逐渐升高，以收缩压更为明显，而舒张压随年龄增长呈现下降趋势，脉压也随之加大。近年来，随着人们对心血管病多重危险因素的作用以及心脑肾靶器官保护的认识不断深入，高血压的诊断标准也在不断调整，而同时高血压的诊断标准也一直是学术界争议不断的话题。

4.1 "高血压"的由来

血压是指血液在血管内流动时，作用于血管壁的压力，是推动血液在血管内流动的动力。心脏要把血液有效地运送到各个器官，就需要压力，这个压力就是血压。心室收缩，血液从心室流入动脉，此时血液对血管壁的压力最高，称为收缩压；心室舒张，动脉血管弹性回缩，血液仍慢慢继续向前流动，但血压下降，此时的压力称为舒张压。20世纪三四十年代，医学界对高血压的主流观点认为：升高的血压是一种增加心脑肾血液供应的"代偿机制"，降压治疗"有害无益"。第二次世界大战后美国开展了著名的Framingham心脏流行病学研究。1957年Framingham心脏研究发布的首个研究成果发现，血压升高（≥160/95 mmHg）人群冠心病发病率升高近3倍，揭示了血压与临床并发症以及死亡的密切关系，这是人类对高血压认识的重要里程碑。随后开展的美国国民高血压教育项目也采纳血压≥160/95 mmHg这一标准用于评估血压升高。1967年和1970年发表的两项小样本降低舒张压的随机对照研究，分别纳入143例舒张压115~129 mmHg的男性患者以及380例舒张压90~114 mmHg的男性患者，结果提示控制舒张压能显著减少心脑血管事件和死亡风险。1977 年美国第一版成人高血压诊治指南（JNC1）问世，将血压 ≥ 160/95 mmHg 定义为血压升高，这是全球首个对"血压升高"的官方描述，被视为首个高血压诊断标准。由此，医学界对高血压的认识翻开了新篇章。

4.2　高血压诊断标准的演变

高血压诊断标准是高血压诊断和治疗中最重要的指标。随着医学的发展和对高血压认识的逐渐深入，高血压诊断标准经历了从无到有，从模糊到清晰，从粗略到精细的历程。

美国第一版高血压诊治指南（JNC1）于 1977 年问世，指南基于早期高血压的研究结果，将血压 ≥ 160/95 mmHg 定义为血压升高，并推荐对该部分人群严格监测和管理，这被视为全球首个官方高血压标准。在该指南中，舒张压被视为诊断与评估高血压的主要依据，并认为舒张压 ≥ 120 mmHg 应立即予以治疗，舒张压为 105~119 mmHg 的患者应予以治疗，舒张压为 90~104 mmHg 的患者若存在多种其他心血管危险因素也应考虑治疗。1980 年 JNC2 高血压指南将舒张压 ≥ 90 mmHg 定义为高血压，舒张压 ≥ 90 mmHg 者即应考虑非药物或药物治疗，并根据舒张压进行血压分级。1984 年 JNC3 依然沿用舒张压大于 90 mmHg 作为诊断高血压的标准，并提出收缩压分级以及单纯收缩期高血压的概念：当舒张压 <90 mmHg 时，收缩压在 140~159 mmHg 诊断为临界收缩期高血压，收缩压 ≥ 160 mmHg 时诊断为单纯收缩期高血压。JNC4 指南（1988 年）诊断标准与分类方法与 JNC3 指南相同。早期 JNC 系列指南对高血压的诊断标准和治疗目标相对模糊，且诊断中更重视舒张压指标。1993 年 JNC5 发布，基于包括 35 万人的多重危险因素干预试验及文献综述，结果发现收缩压和舒张压对冠心病死亡率和终末期肾病具有持续和分级的影响，这种影响持续至收缩压 120 mmHg 左右，JNC5 开始逐渐重视收缩压的临床意义，将收缩压与舒张压同时作为高血压诊断与分类的依据，强调了收缩压的重要性。JNC5 将 ≥ 140/90 mmHg 定义为高血压，并定义单纯收缩期高血压为收缩压 ≥ 140 mmHg 且舒张压 <90 mmHg，收缩压 130~139 mmHg 或舒张压 85~89 mmHg 为血压正常高值，并将收缩压和舒张压的分级标准进行统一。2003 年 JNC6 基于对一项纳入超过 100 万成年人的 61 项前瞻性研究的荟萃分析，结果表明血压 ≥ 115/75 mmHg 的人群心脑血管疾病风险随着血压的升高而增加，提示收缩压每增加 20 mmHg 或舒张压每增加 10 mmHg，其脑卒中、缺血性心脏病、血管性疾病相关死亡风险增加

1倍；JNC6同样将≥140/90 mmHg定义为高血压诊断标准，并依据血压水平进行分级，并强调整体心血管风险分层理念，这一标准一直被广泛应用。1999年世界卫生组织和国际高血压学会（WHO-ISH）的高血压指南将高血压定义为非同日多次测血压，收缩压≥140 mmHg和（或）舒张压≥90 mmHg，并根据血压增高的程度对高血压进行分级。2003年欧洲首版高血压防治指南也将≥140/90 mmHg作为高血压诊断标准。2010年中国首部高血压防治指南2010版《中国高血压防治指南》也同样采用≥140/90 mmHg作为高血压诊断标准，这一高血压诊断标准一直被广泛应用，直至2017年美国心脏学会（AHA）和美国心脏病学会（ACC）发布了新的高血压指南，血压≥130/80 mmHg取代了以前的≥140/90 mmHg，作为美国成人高血压新的诊断标准（图4.1）。

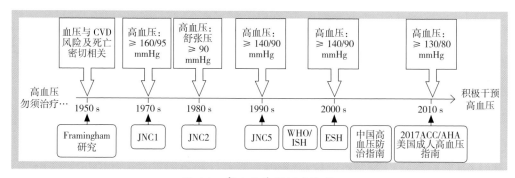

图 4.1　高血压诊断标准演变

4.3　高血压诊断标准之争

2017年美国ACC/AHA下调了成人高血压的诊断标准，血压≥130/80 mmHg取代了以前的≥140/90 mmHg，作为美国新的成人高血压诊断标准。这一标准的建立基于多项SBP/DBP和脑血管疾病（cerebrovascular disease，CVD）风险相关性的观察性研究、以降压为目的生活方式改善的RCT研究以及药物降压以预防心血管疾病的RCT等研究。指南制订专家认为，血压≥140/90 mmHg的人群心脑血管疾病风险随着血压的升高而增加已经得到公认，而多项干预性研究和观察性研究进一步证实，从正常血压<120/80 mmHg到血压为（120~129）/<80 mmHg再到血压为（130~139）/（80~89）mmHg，心血管风险同样随着血压升高而逐步上升。一项超过125万人的观察性研究发现，收缩压为90~114 mmHg以及舒张压为60~74 mmHg具有最低的心血管事件率；血压≥140/90 mmHg或接受降压治疗的高血压患者较正常血压人群整体心血管疾病终生风险分别为63.3%和46.1%，而且血压≥140/90 mmHg或接受降压治疗的高血压患者较正常血压人群早5年罹患心血管疾病。另一项纳入123项研究共计超过60万例人群

的荟萃分析显示，收缩压每下降 10 mmHg 带来全因死亡下降 13%、主要心血管事件下降 20%、冠脉疾病下降 17%、卒中下降 27%，为收缩压降至 <130 mmHg 提供了证据。多项荟萃分析表明，血压（130~139）/（85~89）mmHg 较血压 <120/80 mmHg，心血管疾病和卒中风险比为 1.5~2；血压（120~129）/（80~84）mmHg 较血压 <120/80 mmHg 的心血管疾病和卒中风险比为 1.1~1.5；这种风险梯度在不同性别、种族人种中均存在，即使在老年人，高血压也带来心血管风险的增加。SPRINT 研究结果证实，心血管事件高危且无糖尿病的高血压患者，收缩压控制在 120 mmHg 以下较 140 mmHg 以下可带来更显著的临床获益，强化降压组主要终点事件降低 25%，全因死亡率降低 27%。2015 年 9 月 11 日，SPRINT 试验甚至因为强化降压组获益显著而提前终止。以上研究结果显示血压（130~139）/（80~89）mmHg 的人群心血管疾病风险显著升高，这些研究结果为美国高血压指南高血压诊断标准及降压目标值的修改提供了依据。美国 2017 高血压指南修订的目的与美国的慢性病管理理念有关，重在预防高血压进展，通过这一标准修订，更多血压偏高之前并未诊断高血压的人群也被纳入健康管理和干预的对象，加强早期管理，尽早通过运动、饮食等生活方式管理控制血压水平，进一步降低 CVD 发病风险。

欧洲 2018 高血压指南仍然沿用了既往欧洲高血压指南的诊断标准，制订指南的专家认为，高血压的诊断必须基于明确的治疗获益大于治疗风险，鉴于目前对于血压正常高值［（130~139）/（85~89）mmHg］是否应该启动药物降压治疗的认识并不完全一致，这种不确定性来自现有的 RCT 研究极少纳入血压正常高值 130~139 mmHg 血压或 140~159 mmHg 的心血管风险低危患者。包括 SPRINT 研究在内的其他 RCT 研究以及荟萃分析，降低"正常高值血压"获得心血管获益，其中"正常高值血压"通常是服用降压药物后测量所得血压，因此这些研究不能提供无高血压人群启动降压治疗获益的证据。HOPE-3 研究发现在正常高值血压人群中，降压治疗并未带来主要心血管事件的下降。一项纳入 13 项 RCT、超过 2 万例的荟萃分析发现，具有低 - 中心血管风险、血压为正常高值或血压正常的人群，降压治疗未显示任何心血管获益。因此专家组认为，正常高值血压的降压获益是临界的，可能仅存在于具有高心血管风险以及确诊心血管疾病，特别是冠状动脉性心脏病中。

2018 年中国医师协会发表了《中国医师协会关于我国高血压诊断标准及降压目标值的科学声明》，专家组认为，高血压诊断标准是人为制订的，无论血压标准设定在多少，血压 ≥ 140/90 mmHg 和（130~139）/（80~89）mmHg 的人群心血管疾病发病风险增高都是客观存在的。美国高血压新指南提出高血压诊断标准窗口前移的新观点，其目的是加强早期管理，进一步降低心血管疾病发病风险，这具有重要临床意义。考虑我国目前高血压防治的具体状况，我国当前的主要问题是需加快提高以血压 <140/90 mmHg 为降压标准的高血压控制率，以减少我国高血压并发症的数量。在结合我国实际情况并充分分析国内外相关证据的基础上，专家组提出我国高血压诊断标准仍采用收缩压 ≥ 140 mmHg 和（或）舒张压 ≥ 90 mmHg 的标准。我国人口众多、医疗负担重，如果贸然修改标准，诊断为高血压的人数必然急剧增加。在我国目前医疗资源相对匮乏的情况下，势必会带来一些问题。我国发布的 2018 修订版《中国高血压防治指南》仍采用既往的高血压诊断标准：在未使用降压药物的情况下，非同日 3 次测量诊室血压，SBP ≥ 140 mmHg 和（或）DBP ≥ 90 mmHg。SBP ≥ 140 mmHg 和 DBP<90 mmHg 为单纯收缩期高血压。根据我国流行病学研究的数据，血压水平（120~139）/（80~89）mmHg 的人群，10 年后心血管风险比血压水平 110/75 mmHg 的人群增加 1 倍以上；血压（120~129）/（80~84）mmHg 和（130~139）/（85~89）mmHg 的中年人群，10 年后分别有 45% 和 64% 成为高血压患者，因此我国指南将（120~139）/（80~89）mmHg 定义为"正常高值血压"。

4.4 高血压诊断标准的变迁带给我们的启示

高血压的诊断标准虽然目前仍有争议，但高血压治疗的本质是减少冠心病、脑卒中等心血管疾病发病率及死亡率。对于争论最大的血压水平（120~139）/（80~89）mmHg 的人群，不管是诊断"高血压"还是"正常血压高值"，国内外指南都认为是属于需要高度关注并进一步健康干预的，加强这部分人群的血压随访和心血管疾病危险因素筛查和管理，并合理治疗已确诊的心血管疾病，并不能疏忽大意。高血压防治战线前移，早期切入、早期管理、积极防控，同时采取个体化的防治策略，是未来发展的方向。

（陆军军医大学大坪医院　张　晔）

5 | 高血压的分级和危险分层

　　高血压病是由多种病因相互作用所致的复杂进行性心血管综合征。《中国心血管健康与疾病报告 2019》显示，我国高血压患病人数已达 2.45 亿人。但高血压可控可防。研究示收缩压每降低 10 mmHg，或舒张压每降低 5 mmHg，患者死亡风险降低 10%~15%，脑卒中风险降低 35%，冠心病风险降低 20%，心力衰竭风险降低 40%。

　　分级是血压管理的基础，分级管理有利于广大医务人员及患者准确诊断及评估高血压，以便有效地使用降压药物，提高治疗率，但仅仅对血压进行分级是不够的。患者血压的具体数值仅是高血压病的一个生物标志，对患者高血压预后更重要的是血压对心脏、血管的结构与功能改变，以及对肾脏、脑组织的损伤程度。

　　在早期高血压的诊断治疗中，尽管人们已经做出巨大努力，但血压 <140/90 mmHg 达标的患者不到 30%。而在达标患者中仍有 2/3 的患者出现心血管事件。因此对高血压患者的风险评估在治疗中极为重要。只有少部分高血压患者为"单纯"高血压而不伴有其他危险，80%~90% 的高血压患者有血压升高以外的心血管危险因素。1961 年 Framingham 的研究报告中第一次使用了"危险因素"一词。随后研究证实心血管病的危险性是由多个危险因素的协同作用导致的，并提出了"心血管病整体危险"概念。2003ESC/ESH 欧洲高血压指南第一次提出高血压的危险分层。之后，2005 年中国高血压指南也根据危险因素、靶器官损害或临床并发症进行高血压危险分层。其临床意义在于以下两方面。①明确高血压治疗方式：仅根据血压水平决定高血压的治疗过于简单。而经过高血压危险分层后，能更具有针对性地决定高血压的治疗方式。②确定高血压患者危险的可干预程度：若在高血压病程中出现亚临床器官损害甚至临床并发症则提示该患者存在较高的心血管事件风险，应进行早期有效的降压治疗。因此，高血压患者的危险分层有利于启动降压治疗的合适时机，选择适宜的血压控制目标，采用更为优化的降压治疗方案，实施对危险因素的综合管理。

5.1　高血压的分级

近年在心血管领域中更新频率最快的当属高血压防治指南。其中就高血压分级多个指南做出不断优化更新（表 5.1），为全球高血压防治工作提供了重要参考。其中改动较大的是《2017 年美国成人高血压预防、检测、评估及管理指南》和《2020 国际高血压学会全球高血压实践指南》。

表 5.1　各指南诊室血压的高血压分级

高血压分级	收缩压 /mmHg		舒张压 /mmHg
《2017 年美国成人高血压预防、检测、评估及管理指南》			
正常血压	<120	和	<80
正常高值	120～129	和	<80
1 级高血压（轻度）	130～139	和（或）	80～89
2 级高血压（中度）	≥140	和（或）	≥90
2018 修订版《中国高血压防治指南》《2018 年欧洲高血压防治指南》《中国老年高血压管理指南 2019》《2019 年日本高血压管理指南》			
正常血压	<120	和	<80
正常高值	120～139	和（或）	80～89
1 级高血压	140～159	和（或）	90～99
2 级高血压	160～179	和（或）	100～109
3 级高血压	≥180	和（或）	≥110
单纯收缩期高血压	≥140	和	<90
《2020 国际高血压学会全球高血压实践指南》			
正常血压	<130	和	<85
正常高值血压	130～139	和（或）	85～89
1 级高血压	140～159	和（或）	90～99
2 级高血压	≥160	和（或）	≥100

《2017 年美国成人高血压预防、检测、评估及管理指南》首次将普通人群高血压的诊断标准降为 130/80 mmHg，摒弃了高血压前期这一定义，设定正常血压为 SBP<120 mmHg 和 DBP<80 mmHg。1 级高血压为 130 mmHg ≤ SBP ≤ 139 mmHg 或 80 mmHg ≤ DBP ≤ 89 mmHg；2 级高血压为 SBP ≥ 140 mmHg 或 DBP ≥ 90 mmHg。该指南体现了对"早期

干预血压"的重视。在美国，高血压是引起心血管事件中仅次于吸烟的危险因素。多项流行病学及荟萃分析结果表明，血压（130~139）/（85~89）mmHg 的患者心血管事件较血压 <120/70 mmHg 的患者倍增（HR=1.5~2.0）。降低高血压的诊断标准，能更早地让更多人的血压得到管理。但此举引发了全球关于高血压的定义和降压治疗目标值的争议。如果以 ≥ 130/80 mmHg 界定高血压，全球将至少有 18 亿高血压患者，而我国的形势更为严峻，高血压的患病率将从 25% 增加至 50%。中国人口众多，此举无疑对基层卫生保健系统中的高血压管理和治疗增加更大的负担。虽然降低高血压阈值有利于早期诊断及干预高血压，更早地减少心脑血管风险发生，但同时增加了过度药物治疗及产生不良反应的风险，大量增加医疗输出，浪费社会资源，甚至引发其他社会问题，还需要更多研究来证实其应用性。

关于高血压诊断标准的变化是否会在预防全因死亡和心血管事件产生有益影响，目前尚不明了。其后陆续更新的 2018 修订版《中国高血压防治指南》《2018 年欧洲高血压防治指南》《中国老年高血压管理指南 2019》《2019 年日本高血压管理指南》《2019 年英国国家卫生与临床优化研究所成人高血压诊断和管理指南》《2020 年加拿大成人和儿童高血压预防、诊断、风险评估和治疗指南》仍沿用传统的高血压诊断标准，即高血压的诊断标准为 140/90 mmHg，并将高血压分为 1、2、3 级。因为高血压的管理不单是医学科学问题，也受到社会、经济的影响，且目前降低高血压诊断标准证据尚不充分，故以上指南坚持既往诊断标准。2015 年调查的中国高血压患者的知晓率、治疗率、控制率为 51.5%、461%、16.9%，且中国各地区医疗资源水平及医保政策差异巨大，因此，2018 修订版《中国高血压防治指南》并未盲目跟随其他地区指南更新改变高血压的诊断分级标准，而是结合我国高血压的实际发病及诊治情况进行合理改进，建议更加严格地降压以降低脑卒中等心血管事件风险。2019 年日本指南专家组认为 2017 年美国指南关于新的血压诊断标准的随机对照研究纳入日本群体较少，因此仍维持原有高血压的诊断标准。根据欧美及日本的研究表明，当血压 <120/80 mmHg 时，累积心血管病死亡率最低，故 2019 年的日本指南对血压水平的分类更为积极，规定诊室血压 <120/80 mmHg 为正常血压，血压（120~129）/< 80 mmHg 为正常高值血压，（130~139）/（80~89）mmHg 为血压升高。同时《2019 年日本高血压管理指南》还首次将家庭自测血压纳入高血压诊断及分级中，强调了家庭自测血压的重要性（表 5.2）。中国指南中也推荐进行 24 h 动态血压监测或家庭血压监测，但由于血压测量设备的标准化与质量控制方面有待进一步完善，目前尚未诊室外血压测量结果纳入分级。

表 5.2　《2019 年日本高血压管理指南》家庭自测血压分级

高血压分级	收缩压 /mmHg		舒张压 /mmHg
正常血压	<115	和	<75
正常高值	115~124	和	<75
血压升高	125~134	和（或）	75~84
1 级高血压	135~144	和（或）	85~89
2 级高血压	145~159	和（或）	90~99
3 级高血压	≥ 160	和（或）	≥ 100
单纯收缩期高血压	≥ 135	和	<85

2020 年 5 月 6 日，国际高血压学会（International Society of Hypertension，ISH）首次独立颁布全球高血压实践指南《2020 国际高血压学会全球高血压实践指南》。该指南吸收各国指南的优点，立足当下全球高血压发病流行病学特征并结合不同国家和地区医疗资源和条件，旨在制订一部以管理血压为主轴、简明扼要、指导性很强的高血压管理手册，以加强高血压管理力度，降低高血压带来的巨大全球疾病负担。该指南首次将正常血压上调为 130/85 mmHg，并将高血压分级由原来的 3 级合并为 2 级，即原来的 1 级高血压诊断标准不变，原来的 2、3 级高血压合并为 2 级高血压。放宽正常血压阈值能节省社会医疗资源，有利于保证降压的基本治疗，但也有可能导致患者或医务工作者忽视血压的发展，导致心脑肾靶器官损害增加。简化高血压分级可以让医务工作者更易记忆掌握、优化治疗策略，更利于广大基层医师使用，但也有可能使医务工作者忽视对血压值为 SPB ≥ 180 和（或）DBP ≥ 110 患者的重视度，增加心血管事件的风险。此分级也仍需进一步研究以论证其应用性。

5.2　高血压的危险分层

高血压的本质是心血管综合征，是影响心血管事件发生和预后的独立危险因素。各国指南均把高血压作为心血管全面管理的切入点，提出了危险分层的概念，强调高血压患者的风险管理。大多数高血压患者合并一种或多种心血管危险因素。因此对高血压患者心血管事件的评估不应局限于其血压高低，而应综合其血压水平、其他危险因素、靶器官损害筛查及临床并发症，进行综合危险评估并分层，以更有效地为高血压患者进行综合管理。

欧美国家通常使用系统性冠状动脉风险评估评分将高血压患者分为低危、中危和高危三类。《2019 年日本高血压管理指南》则通过日本的心血管疾病总体风险，即 JALS 和 Hisayama 研究中的评分方法将高血压患者分为低风险、中风险和高风险三类。其中，高血压合并心血管病史、心房颤动、慢性肾脏病（chronic kidney disease，CKD）伴蛋白尿、糖尿病、终末期肾病者均被评定为高风险人群。

我国 2005 年的高血压指南便将高血压危险分层表格用于指导临床治疗。随后更新的指南进一步优化、细化，对高血压患者的危险因素、靶器官损害和伴发临床疾病三部分进行危险分层，分为低危、中危、高危和很高危组。2010 年高血压指南将糖耐量受损和（或）空腹血糖异、高同型半胱氨酸血症（血同型半胱氨酸 ≥ 10 μmol/L）列为危险因素。将肾小球滤过率（estimated glomerular filtration rate，eGFR）<60 mL/（min·1.73 m^2）、颈 - 股动脉脉搏波速度 >12 m/s 和踝 / 臂血压指数 <0.9 等列为靶器官损害指标。2018 年高血压指南将高同型半胱氨酸血症的诊断标准升至 ≥ 15 μmol/L。首次将房颤列入伴发的临床疾病。同时在分层中将糖尿病细化为无并发症和有并发症两种情况，将 CKD 病史细化为 CKD 3 期和 CKD ≥ 4，强调高血压患者血糖管理及肾功能不全的重要性。且增加了血压为（130~139）/（85~89）mmHg 的分层组，使用于分层的血压水平增加到 4 组，强调如患者能耐受，可将血压进一步降至 <130/80 mmHg 而非 140/90 mmHg（表 5.3）。

表 5.3　2018 修订版《中国高血压防治指南》

其他危险因素和病史	SBP 130~139 mmHg 和（或）DBP 85~89 mmHg	1 级	2 级	3 级
无危险因素		低危	中危	高危
1~2 个危险因素	低危	中危	中危 / 高危	很高危
≥ 3 个其他危险因素，靶器官损害，或 CKD3 期，无并发症的糖尿病	中危 / 高危	高危	高危	很高危
临床并发症，或 CKD ≥ 4 期，有并发症的糖尿病	高 / 很高危	很高危	很高危	很高危
心血管危险因素	年龄：男性 >55 岁；女性 >65 岁 吸烟或被动吸烟 血糖：糖耐量受损（2 h 血糖 7.8~11.0 mmol/L）和（或）空腹血糖异常（6.1~6.9 mmol/L） 血脂：TC ≥ 5.2 mmol/L（200 mg/dL）或 LDL-C ≥ 3.4 mmol/L（130 mg/dL）或 HDL-C<1.0 mmol/L（40 mg/dL） 早发心血管病家族史（一级亲属发病年龄 <50 岁） 腹型肥胖（腰围：男性 ≥ 90 cm，女性 ≥ 85 cm）或肥胖（BMI ≥ 28 kg/m^2） 高同型半胱氨酸血症（≥ 15 μmol/L）			

续表

其他危险因素和病史	SBP 130~139 mmHg 和（或） DBP 85~89 mmHg	1 级	2 级	3 级
靶器官损害	心脏：左心室肥厚（室间隔或左室后壁厚度 ≥ 11 mm 或左心室质量指数男性 ≥ 115 g/m²，女性 ≥ 95 g/m²）； 颈动脉斑块：颈动脉内膜中层厚度增厚（≥ 0.9 mm）或斑块，颈动脉-股动脉脉搏波传导速度 ≥ 12 m/s，踝/臂指数 <0.9； 肾功能：eGFR 降低［30~59 mL/（min·1.73 m²）］或血清肌酐轻度升高（男性 115~133 μmol/L，女性 107~124 μmol/L），微量白蛋白尿（30~300 mg/24 h 或白蛋白/肌酐比值 30~300 mg/g）			
伴发临床疾病	脑血管病：脑出血、缺血性脑卒中、短暂性脑缺血发作 心脏疾病：心肌梗死史、心绞痛、冠状动脉血运重建、慢性心力衰竭、心房颤动 肾脏疾病：糖尿病肾病、肾功能受损、eGFR<30 mL/（min·1.73 m²） 血肌酐升高：男性 ≥ 133 μmol/L（1.5 mg/dL）、女性 ≥ 124 μmol/L（1.4 mg/dL）；蛋白尿（≥ 300 mg/24 h） 外周血管疾病：视网膜病变、出血或渗出、视乳头水肿 糖尿病：新诊断空腹血糖 ≥ 7.0 mmol/L（126 mg/dL）、餐后血糖 ≥ 11.1 mmol/L（200 mg/dL） 已治疗但未控制：糖化血红蛋白（glycosylated hemoglobin，HbA1c）≥ 6.5%			

（陆军军医大学大坪医院　郭静文）

6 | 高血压急症与亚急症

高血压的治疗在过去几十年里有所改善，但是世界范围内高血压急症的发病率和病死率却没有显著下降。在过去 20 年中，欧美国家中每 200 例急诊就诊患者中，就有 1 例疑似高血压急症；在我国，1%~2% 的成人可能发生高血压急症。高血压急症的靶器官损伤在不同种族人群中存在较大差异。欧美人群心力衰竭、中风和心肌梗死在所有高血压急症中所占比例最大，其次是颅内出血和主动脉夹层；在亚洲裔人群特别是东亚裔人中罹患脑卒中（特别是出血性脑卒中）和非缺血性心力衰竭则更为常见。高血压急症严重威胁患者生命健康，亦是急诊科和心血管科常见的临床危急症，需要紧急而妥善处理。

6.1 高血压急症

高血压急症是指原发性或继发性高血压患者在某些诱因作用下，血压突然和显著升高（一般超过 180/120 mmHg），同时伴有心脑肾等重要靶器官功能损伤或原有靶器官功能不全进行性加重的一组临床综合征。包括高血压脑病、高血压伴颅内出血（脑出血和蛛网膜下腔出血）、脑梗死、心力衰竭、急性冠状动脉综合征（不稳定型心绞痛、急性心肌梗死）、主动脉夹层等。2018ESC 高血压指南则采用血压突然、快速的升高所导致的调节机制失常来定义高血压急症，这比使用特定的血压阈值更准确，但是若收缩压 ≥ 220 mmHg 和（或）舒张压 ≥ 140 mmHg，无论有无症状都应视为高血压急症。

高血压急症以动脉血压快速和显著升高，小动脉痉挛、坏死及继发性组织损伤为主要特点。在诱发因素的作用下，机体交感兴奋性亢进，肾素 - 血管紧张素 - 醛固酮等系统激活，缩血管活性物质（如儿茶酚胺、肾素、血管紧张素等）释放增加，诱发短期内血压急剧升高；与此同时，全身小动脉痉挛导致器官灌注减少，升高的血压导致内皮受损，血管活性物质进一步释放形成病理损伤的恶性循环，最终导致终末器官灌注减少，心脑肾等重要脏器缺血、功能损伤。高血压急症靶器官损害的幅度通常与血压升高的速度、幅度以及血压的绝对水平密切相关，但应注意血压水平的高低与急性靶器官损害的程度并非完全成正比。一部分高血压患者既往已造成靶器官损伤，或未接受系统的降压/器官保护治疗，或降压治疗不充分，如并发急性肺水肿、主动脉夹层、心肌梗死、急性脑卒中者等，可能并不伴有特别高的血压值，或者血压仅为中度升高，但因为对靶器官的功能影响重大，也应视为高血压急症。

6.1.1　高血压急症的典型表现

1）高血压脑病

高血压脑病是指血压快速且显著升高，并伴有以下一种或多种症状：嗜睡、昏睡、昏迷、强直性阵挛性发作，皮质性失明（指大脑枕叶皮质受血管痉挛缺血或毒素影响而引起的一种中枢性视功能障碍，尤以血管痉挛性损害最为常见，临床表现为双眼视觉完全丧失、瞳孔光反射正、眼底正常、可有偏瘫等）等。局灶性神经病变是罕见的，如有应引起卒中的怀疑，因此需要格外注意神经系统症状体征。

2）恶性高血压

其病理基础是全身微循环损伤。其特征是重度高血压（通常收缩压 ≥ 180 mmHg）伴有眼底改变［火焰样出血和（或）视乳头水肿］、微血管病变、弥漫性血管内凝血，并可能伴有脑病（约占15%）、急性心衰以及急性肾功能恶化。这种情况的标志是肾脏、视网膜和大脑小动脉纤维样坏死。"恶性"一词反映了这类患者如果不及时治疗，生存期限有限，预后极差。

3）重度高血压伴有其他的临床情况

重度高血压伴有其他的临床情况指特定的靶器官损伤，如急性脑卒中（包括脑梗死和脑出血）、急性主动脉夹层、急性心肌缺血或急性心衰等，出现相应的靶器官损伤的临床表现。

4）一些特殊类型的高血压急症

一些特殊类型的高血压急症还包括嗜铬细胞瘤所致的突发重度高血压和妊娠伴重度高血压或子痫前期。

（1）嗜铬细胞瘤所致的突发重度高血压：临床表现为阵发性或持续性血压升高伴心动过速、头痛、多汗，并可伴有糖、脂代谢异常。发生嗜铬细胞瘤危象时，大量儿茶酚胺在短时间内迅速释放入血，导致血压急剧升高并伴有心脑肾等器官损害，严重时甚至危及生命。

（2）妊娠伴重度高血压或子痫前期：子痫前期定义为妊娠20周后的血压升高伴临床蛋白尿（尿蛋白 ≥ 300 mg/d）或无蛋白尿伴有器官和系统受累，如心、肺、肝、肾、血液系统、消化系统及神经系统等；重度子痫前期定义为血压 ≥ 160/110 mmHg，伴临床蛋白尿和（或）出现脑功能异常、视力模糊、肺水肿、肾功能不全、血小板计数 <10 万 /mm³、肝酶升高等，常合并胎盘功能异常。

6.1.2　高血压急症的治疗

高血压急症常危及生命，需要立即而细致地干预以降低血压，通常采用静脉用降压药物治疗。除了卒中的急性降压外，没有 RCT 评估不同的高血压急症治疗策略。在确定治疗策略时关键的考虑包括①确定受影响的靶器官：它们是否需要降压外的其他特别干预，是否存在血压急骤升高，可能影响治疗计划的诱因（如妊娠）；②安全降压所需要的推荐降压时间量度和幅度；③降压治疗所需的类型等。

1）治疗原则

高血压急症早期治疗原则是减少血压过高对靶器官的持续损伤，同时避免降压过快导致脏器灌注不足，积极寻找血压升高的诱因和病因并尽快纠正去除，酌情使用有效的镇静药以消除恐惧心理。对于高血压急症，用一种半衰期短、可控性强的静脉用降压药物是合理的。根据不同疾病的降压目标、所需要的不同的降压速度，单用一种或者联合使用静脉降压药物进行快速而又平稳的降压，最终达到目标血压，以阻止靶器官进一步损害，并对受损的靶器官给予相应的处理；降低并发症并改善结局。不推荐快速不受控制地降压。

2）药物选择

根据受累的靶器官及肝肾功能状态选择药物。理想的药物应能预期降压的强度和速度，保护靶器官功能，并方便调节。经过初始静脉用药血压趋于平稳，可以开始口服药物，静脉用药逐渐减量至停用。无禁忌证时，静脉用药联合 ACEI、ARB 或 β 受体阻滞剂口服治疗是有效的，因为可以降低高血压急症时过度兴奋的交感系统和肾素系统，但同时因为这些患者对这些药物可能很敏感，初始应使用较低剂量并在医院严密监测血压的情况下进行。

3）降压的幅度及速度

在不影响脏器灌注基础上降压，渐进地将血压调控至适宜水平。初始阶段（1 h 内）血压控制的目标为平均动脉压的降低幅度不超过治疗前水平的 25%。在随后的 2~6 h 内将血压降至较安全水平，一般为 160/100 mmHg 左右。如果可耐受，在以后 24~48 h 逐步降压达到正常水平。

4）注意事项

高血压急症的血压控制是在保证重要脏器灌注基础上的迅速降压。已经存在靶器官损害的患者，过快或过度降压容易导致其组织灌注压降低，诱发缺血事件，应注意避免。

6.1.3 高血压急症并发相关疾病的降压原则

1）急性冠脉综合征

急性冠脉综合征患者应当尽快控制血压和心率，降低心脏后负荷，减少心肌耗氧量，改善心肌缺血，尽快将SBP逐渐降至<140 mmHg。推荐药物包括β受体阻滞、地尔硫䓬、硝酸酯类等。β受体阻滞剂当合并血压升高或心率偏快时在降低血压的情况同时控制心率，减少心肌耗氧量，如果能除外急性左心衰可与硝酸酯类联用；β受体阻滞剂若有禁忌可选用非二氢吡啶钙拮抗剂如地尔硫䓬，如果硝酸酯类联合β受体阻滞剂情况下血压仍难以控制，可以联用硝普钠、乌拉地尔降压，也可联合使用血管紧张素转化酶抑制剂或血管紧张素受体拮抗剂。合并紧张、焦虑的患者可适当给予镇静治疗。

2）急性心力衰竭

伴有血压显著升高的急性心力衰竭患者要尽快降低心脏前、后负荷，减轻心脏负担，尽快将血压逐渐降至SBP<140 mmHg，主要是静脉给予襻利尿剂和血管扩张药。推荐扩血管药物包括静脉给予襻利尿剂和血管扩张药，包括硝酸甘油、硝普钠或乌拉地尔等，可联合ACEI/ARB等药物。合并紧张、焦虑、恐惧的患者可适当给予吗啡镇静治疗。

3）急性缺血性卒中

一般情况下缺血性卒中后24 h内血压升高的患者降压应谨慎，并同时处理紧张、焦虑、疼痛、颅压增高等情况。当血压持续升高SBP ≥ 220 mmHg或DBP ≥ 110 mmHg，或伴有其他高血压急症如严重心功能不全、主动脉夹层等，或需要溶栓治疗伴有血压≥180/110 mmHg可给予降压治疗，并严密观察血压变化。急性缺血性卒中准备溶栓者血压应控制在<180/110 mmHg。可使用拉贝洛尔、尼卡地平等，避免使用引起血压急剧下降的药物。

4）急性脑出血

急性脑出血患者通常伴有明显的血压升高，对于收缩压＞220 mmHg的患者，在密切监测血压的情况下，持续静脉输注药物控制血压可能是合理的，根据患者临床表现调整降压速度，收缩压160 mmHg可作为参考降压目标。降压期间严密监测血压变化。脑出血量大占位效应明显需要联合使用甘露醇等脱水治疗。推荐药物包括拉贝洛尔、尼卡地平、乌拉地尔等。

5）主动脉夹层

主动脉夹层应该迅速降压至维持组织脏器基本灌注的最低血压水平，尽快将 SBP 降到 <120 mmHg、心率 <60 次 /min。一般需要联合使用降压药，并要重视足量 β 受体阻滞剂的使用，如不适用（如气道阻力增加），可考虑改用非二氢吡啶类 CCB，可联合硝普钠、硝酸甘油、尼卡地平等。

6）嗜铬细胞瘤危象

嗜铬细胞瘤危象目前没有明确的降压目标和降压速度，但由于周期性释放的儿茶酚胺半衰期短，导致嗜铬细胞瘤患者血压波动较大，降压时一定进行严密监测，避免低血压的发生。嗜铬细胞瘤危象时控制血压首 α 受体阻滞剂如酚妥拉明、乌拉地尔，也可选择硝普钠、尼卡地平。当合并心动过速和心律失常时可以联合应用 β 受体阻滞剂，但不推荐单独使用 β 受体阻滞剂。手术切除肿瘤是根本的治疗方法，嗜铬细胞瘤危象术前血压控制在 160/90 mmHg 以下。

7）子痫或重度子痫前期（伴或不伴溶血、肝酶升高以及低血小板综合征）

推荐静脉内用硫酸镁预防子痫和治疗惊厥。推荐将血压降低至 <160/105 mmHg，以预防母亲的急性高血压并发症。对于重度子痫前期的治疗，如果需要静脉内降压治疗，已证明硫酸镁、拉贝洛尔和尼卡地平是安全有效的。对于孕妇不建议静脉内使用硝普钠，因为它增高胎儿硫氰酸盐中毒的风险。当子痫前期伴有肺水肿时，首选的药物是硝酸甘油。

部分静脉降压药物的使用方法、起效时间、持续时间及常见副反应见表 6.1。

表 6.1　部分静脉降压药物的使用方法、起效时间、持续时间及常见副反应

药物	剂量	起效时间	持续时间	不良反应
硝普钠	$0.25 \sim 10\ \mu g/（kg \cdot min^{-1}）$ 静注	立刻	$2 \sim 10$ min	低血压、心动过速、头痛、肌肉痉挛。连续使用超过 $48 \sim 72$ h，须每天测定血浆中氰化物或硫氰酸盐，硫氰酸盐不超过 $100\ \mu g/mL$；氰化物不超过 $3\ \mu mol/mL$，以防氰化物中毒
硝酸甘油	$5 \sim 100\ \mu g/min$ 静注	$2 \sim 5$ min	$5 \sim 10$ min	头痛、呕吐
尼卡地平	持续静脉注射，起始剂量 5 mg/h，$5 \sim 15$ mg/h，每 $15 \sim 30$ min 增加 2.5 mg/h，直至达到目标血压，达标后可降至 3 mg/h	立刻	$30 \sim 40$ min	头痛、反射性心动过速
艾司洛尔	$250 \sim 500\ \mu g/kg$ 静注，然后 $50 \sim 300\ \mu g/（kg \cdot min^{-1}）$ 静滴	$1 \sim 2$ min	$10 \sim 20$ min	低血压、恶心

续表

药物	剂量	起效时间	持续时间	不良反应
拉贝洛尔	20~80 mg 静注，然后 0.5~2.0 mg/min 静滴	5~10 min	3~6 h	恶心、呕吐、头麻、支气管痉挛、传导阻滞、体位性、低血压
酚妥拉明	2.5~5 mg 静注（诊断嗜铬细胞瘤及治疗其所致的高血压发作，包括手术切除时出现的高血压）	1~2 min	10~30 min	心动过速、头痛、潮红
乌拉地尔	10~50 mg 静注，然后 6~24 mg/h	5 min	2~8 h	低血压、头晕、恶心、疲倦
地尔硫䓬	5~10 mg 静注，5~15 µg/（kg·min）泵入	5 min	30 min	心动过缓、房室传导阻滞、低血压、心力衰竭、外周水肿、头痛、便秘、肝毒性
腓屈嗪	10~20 mg 静注，10~40 mg 肌注	10~20 min 20~30 min	1~4 h 4~6 h	心动过速、潮红、头痛、呕吐、心绞痛加重
硫酸镁（非高血压药物）	5 g 稀释至 20 mL，静脉慢推 5 min，继以 1~2 g/h 维持；或 5 g 稀释至 20 mL，每 4 h 一次深部肌内注射。总量 25~30 g/d（妊娠高血压、严重先兆子痫）	—	—	当尿量 <600 mL/d、呼吸 <16 次/min、腱反射消失时应及时停药

注：以上药物使用详见药物说明书，最终以说明书解释为准

高血压急症具有相当高的病死率、致残率，早期快速、合理、安全、控制性降压是改善预后的基础。高血压急症不同疾病类型的降压策略有所不同，但所有的高血压急症都应当选择起效快、可控性强的静脉降压药物，根据不同疾病的机制选择不同类型的药物，单独或者联合使用从而最终达到目标血压。当病情稳定后，尽早过渡到口服降压药物，出院后也要进行血压管理，避免血压控制不良再次发生高血压急症。

6.2 高血压亚急症

6.2.1 高血压亚急症的临床表现

高血压亚急症是指血压显著升高但不伴急性靶器官损害。患者可以有血压明显升高造成的症状，如头痛、胸闷、鼻出血、烦躁不安等。多数患者服药顺从性不好或治疗不足。区别高血压急症与高血压亚急症的唯一标准，并非血压升高的程度，而是有无新近发生的急性进行性的靶器官损害。可疑高血压急症患者，需要立即进行相关检查及评估，并确保他们的血压得到控制。摄入交感神经药物如甲基安非他明或可卡因，

有时可突然发生血压急骤而重度升高。另外，在急诊室很多有急性疼痛或痛苦的患者，可经历急性血压升高，当疼痛或痛苦缓解时，血压可恢复到正常，而不需要任何特别的降压干预。有效解除血压升高的诱因，平稳降压后建立良好的高血压治疗的依从性是处理并预防高血压亚急症的有效手段。

6.2.2　高血压亚急症的治疗

在 24~48 h 将血压缓慢降至 160/100 mmHg。没有证据说明紧急降压治疗可以改善预后。可通过口服降压药控制，如 CCB、ACEI、ARB、β 受体阻滞剂、α 受体阻滞剂等，还可根据情况应用襻利尿剂。初始治疗可以在门诊或急诊室，用药后观察 5~6 h。2~3 d 后门诊调整剂量，此后可应用长效制剂控制至最终的目标血压水平。急诊就诊的高血压亚急症患者在血压初步控制后，应调整口服药物治疗的方案，定期门诊调整治疗。具有高危因素的高血压亚急症如伴有心血管疾病的患者也可以住院治疗。应当注意继发性高血压的筛查。出院后，当口服治疗血压达到安全和稳定水平时，推荐在专门的机构经常（至少每月一次）访视，直到达到最佳的目标血压，此后由专科医生长期随访。

（陆军军医大学大坪医院　张　晔）

7 | 继发性高血压

7.1 常见继发性高血压的诊断及筛选

继发性高血压（secondary hypertension）也称症状性高血压，是某些疾病发生发展过程中产生的症状之一。其病因明确，一旦查出病因并有效去除或控制病因后，血压也会随之下降或恢复正常。继发性高血压占所有高血压 5%～10%。常见的继发性高血压包括肾实质性高血压、肾动脉狭窄及其他血管疾病引起的高血压、阻塞性睡眠呼吸暂停综合征、原发性醛固酮增多症、嗜铬细胞瘤、库欣综合征、单基因遗传性高血压等。由于继发性高血压本身的临床表现与原发性高血压相似，因此容易被误诊为原发性高血压。近年对继发性高血压的鉴别已成为高血压诊断治疗的重点。

对于出现下列情况的高血压患者应考虑继发性高血压的可能：①常规病史、体检和实验室检查提示患者有引起高血压的系统性疾病存在；②高血压出现在 20 岁之前或50 岁之后；③高血压起病急骤，高血压程度严重且进展急剧，或高血压患者原来控制良好的血压突然恶化，难以找到其他原因；④顽固性或难治性高血压（即患者已经使用包含利尿剂在内的 3 种或 3 种以上适当剂量的抗高血压药物且服药依从性良好，但血压仍不能达到靶目标）；⑤出现靶器官损害严重，与高血压水平不相称。

继发性高血压的总体诊疗流程最早由 Calhoun 等提出（图 7.1），推荐根据主要的临床特征确定筛查继发性高血压的人群后，进行 24 h 动态血压监测，明确 24 h 血压是否为构型，以及血压与心率的关系，同时在筛查前需明确患者的药物治疗情况，以防药物性高血压。动态血压监测可有效排除白大衣性高血压和假性难治性高血压，在排除白大衣性高血压、假性难治性高血压及药物治疗的影响后，即可根据患者特殊的临床表现，有针对性地对可能导致继发性高血压的病因进行详细排查。继发性高血压的主要原因、临床特征和相应筛查方法总结见表 7.1。

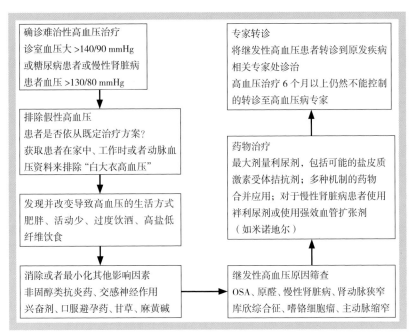

图 7.1　继发性高血压总体诊疗流程（摘自 Calhoun D A 等）

表 7.1　常见继发性高血压的主要病因、临床特征及筛查方法

继发原因	患病率	常见疾病	病史	筛查方法	临床特征	实验室检查
阻塞性睡眠呼吸暂停	>5%~15%	阻塞性睡眠呼吸暂停综合征	打鼾、日间嗜睡、晨起头痛、易怒	筛选问卷、多导睡眠监测	颈围增加、肥胖、外周水肿	非特异
肾实质疾病	1.6%~8.0%	急慢性肾小球肾炎；肾小球硬化症；肾盂肾炎；肾钙质沉积症；梗阻性肾病和肾积水；肾素分泌型肾脏肿瘤	血压不易控制、糖尿病、吸烟、全身动脉粥样硬化、既往肾衰、夜尿	肌酐检测、肾脏超声	外周水肿、苍白、肌肉减少	血肌酐、血钾、磷酸盐升高；血钙下降；蛋白尿
肾血管性疾病	1.0%~8.0%	肾动脉狭窄；肾血管炎；伴肾缺血的主动脉狭窄；伴肾缺血的主动脉炎	全身动脉粥样硬化、糖尿病、吸烟、难治性肺水肿	CT、MRI、血管造影	腹部杂音、周围性血管疾病	继发性醛固酮增多症、醛固酮肾素比不变、血钾血钠降低
原发性醛固酮增多	1.4%~10%	原发性醛固酮增多症	疲劳、便秘、多尿症、烦渴	醛固酮肾素比	肌无力	血钾降低、醛固酮肾素比升高

续表

继发原因	患病率	常见疾病	病史	筛查方法	临床特征	实验室检查
甲状腺疾病	1%~2%	甲状腺功能亢进；甲状腺功能减退	甲亢：心悸、体重减轻、焦虑、热量、易怒；甲减：体重增加，疲劳，便秘	甲状腺功能	甲亢：心动过速、房颤、心音增强、突眼；甲减：心动过缓；肌无力；黏液性水肿	甲状腺功能异常
糖皮质激素长期分泌过多	0.1%	库欣综合征	体重增加、阳痿、疲劳、心理情绪变化、烦渴、多尿症	24 h尿皮质醇检测、地塞米松试验	肥胖、多毛症、皮肤萎缩、紫纹、肌肉无力、骨量减少	24 h尿皮质醇升高，血糖、胆固醇升高，血钾降低
血浆儿茶酚胺的阵发性升高	0.05%~0.20%	嗜铬细胞瘤	头痛、心悸、潮红、焦虑	血、尿儿茶酚胺及其代谢产物的测定	阵发性高血压、头痛、大汗、心悸、苍白	血甲氧肾上腺素升高
主动脉缩窄	<1%	主动脉缩窄	头痛、下肢冰冷及运动时下肢疼痛	心脏超声检查	上下肢或左右上肢血压差值≥20/10 mmHg（收缩压/舒张压）	非特异
药物性高血压		非甾体类、中枢神经类、激素类、中草药类、免疫抑制剂	服用药物后出现的血压升高	明确用药史与高血压病史相关性	用药后血压升高病史、停用药物可能血压下降或恢复正常	非特异
单基因遗传性高血压		Liddle综合征、Gordon综合征、家族性醛固增多症、多发性内分泌腺瘤、von Hippel-Lindau综合征	早发高血压	基因筛查	部分存在家族性	可出现代谢性酸碱紊乱、低血浆肾素

注：Rimoldi S F 等。

7.2 单基因性高血压

单基因性高血压是指由单个基因突变引起的高血压，符合孟德尔遗传规律，发病年龄早（通常早于35岁），往往表现为恶性或难治性高血压，心脏、脑、肾脏等重要脏器的靶器官损害常常严重。传统诊断方法无法确诊，必须依靠基因测序技术才能完成诊断。

单基因遗传性高血压的突变大部分与肾脏肾单位离子转运蛋白或RAS组分发生基因

突变所致功能异常相关。目前已明确的单基因性高血压有约 20 种，其中包含 40 余种亚型。主要分为以下几类：①基因突变直接影响肾小管离子通道转运系统相关蛋白功能：包括 Liddle 综合征、Gordon 综合征、拟盐皮质激素增多症（apparent mineralocorticoid excess，AME）、盐皮质类固醇受体突变导致妊娠加重的高血压等；②基因突变导致肾上腺类固醇合成异常，包括家族性醛固酮增多症（familial hyperaldosteronism，FH）Ⅰ、Ⅱ、Ⅲ型，先天性肾上腺皮质增生症（congenital adrenal hyperplasia，CAH）（11-β 羟化酶缺乏症、17α - 羟化酶 /17，20 裂解酶缺乏症）和家族性糖皮质激素抵抗等；③以嗜铬细胞瘤等为代表的各种神经内分泌肿瘤、高血压伴短指畸形、多发性内分泌腺瘤（multipleendocrineneoplasm，MEN）和冯希佩尔 - 林道（von Hippel-Lindau，VHL）综合征等。几种常见单基因性高血压的鉴别诊断流程如图 7.2 所示。

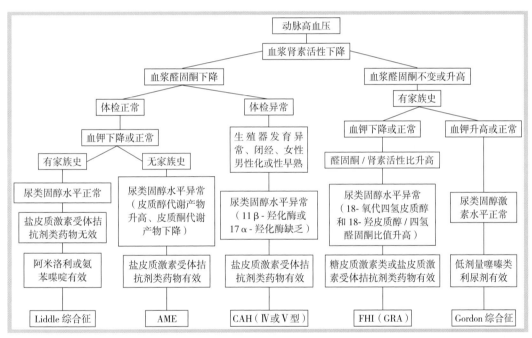

图 7.2　几种常见单基因性高血压的鉴别诊断流程（摘自 Simonetti G D 等）
图注：AME，拟盐皮质激素增多症；FH，家族性醛固酮增多症；CAH，先天性肾上腺皮质增生症；GRA 指糖皮质激素可治性醛固酮增多症

7.3　打鼾与高血压

打鼾是指睡眠中因上呼吸道狭窄使悬雍垂（腭垂）发生振动而发出的鼾声。扁桃体肥大，舌部过大及过度饮酒等会引发打鼾。打鼾可导致白天嗜睡、乏力、注意力不集中、头痛、工作能力下降、机动车交通事故发生率增加、生活质量下降等。打鼾是

高血压的独立危险因素，严重的打鼾常伴有睡眠呼吸暂停综合征。睡眠呼吸暂停综合征分为阻塞性、中枢性和混合性三种。阻塞性睡眠呼吸暂停综合征（obstructive sleep apnea syndrome，OSAS）患者中高血压的发生率可达 35%~80%，难治性高血压患者中71%~83% 患有 OSAS。

打鼾且白天嗜睡者怀疑 OSAS 可先应用睡眠量表进行评估（包括 ESS 量表、Berlin 调查问卷、疲劳严重度量表）。针对高度怀疑 OSAS 者需进行多导睡眠监测确诊，诊断标准为每晚 7 h 睡眠过程中呼吸暂停及低通气反复发作 30 次以上，或呼吸暂停低通气指数（apnea-hypopnea index，AHI）≥ 5 次/h。呼吸暂停事件以阻塞性为主，伴打鼾、睡眠呼吸暂停、白天嗜睡等症状。怀疑 OSAS 者应同时应用超声心动图评估心功能并估计肺动脉压力。

一般治疗包括减重、侧卧位睡姿等。对于适用于手术治疗的上气道阻塞患者可采用手术治疗。持续气道正压通气（continuous positive airway pressure，CPAP）是治疗 OSAS 的有效方法，并具有明显的降压效果。OSAS 给予 CPAP 治疗的指征为：①中、重度 OSAS 患者（AHI>15 次/h）；②轻度 OSAS 患者（AHI 5~15 次/h）但症状明显，合并或并发心脑血管疾病和糖尿病等；③经过其他治疗（如口腔矫正器等）后仍存在的 OSAS；④ OSAS 合并 COPD 者；⑤ OSAS 患者的围手术期治疗。一项随机对照研究显示 3 个月 CPAP 治疗可平均降低血管舒张压 4.9 mmHg，对 CPAP 依从性好的患者可以明显降低收缩压 9.7 mmHg。除此之外，口腔矫治器也可作为 CPAP 治疗的补充和替代措施。

7.4　原醛症的筛查与诊断

原发性醛固酮增多症（primary aldosteronism，PA）简称原醛症，是由于肾上腺皮质球状带自主分泌过量的醛固酮，导致高血压、低钾血症、肾素活性受抑为主要表现的临床综合征。常见类型包括醛固酮瘤（35%）、特发性醛固酮增多症（60%），其他少见类型有肾上腺皮质癌、家族性醛固酮增多症。高血压患者中原醛症的患病率为5%~10%，是最常见的内分泌性高血压。原醛症患病与高血压严重程度成正比，顽固性高血压患者中原醛症的患病率可达到 17%~23%。

典型临床表现为高血压伴低血钾。但过半数以上原醛症患者血钾正常，部分患者血钾轻度下降或呈间歇性低血钾或在某种诱因下（如用利尿药）出现低血钾及低血钾的症状。体内长期醛固酮过多，可导致心肌肥厚、心力衰竭和肾功能受损。与原发性高血压患者相比，原醛症患者心脏、肾脏等靶器官损害更为严重。

对于怀疑有原醛症的患者，建议测定醛固酮 / 肾素比值（ARR）进行筛查，血浆醛固酮高而肾素低为原醛症的特点。一般应用晨起立位 2 h 的 ARR 值筛查原醛症。立位血浆醛固酮浓度（plasma aldosterone concentration, PAC）（ng/dL）/ 血浆肾素活性（plasma renin activity, PRA）[ng/（mL·h）] 比值大于 30 提示原醛症可能。筛查阳性的患者（立位 2 h 的 ARR 增高），需接受至少一种诊断性实验来明确诊断（包括静脉盐水负荷试验、卡托普利抑制试验、氟氢可的松抑制试验和口服钠负荷试验）。原发性醛固酮增多症的筛查，诊断和治疗流程如图 7.3 所示。

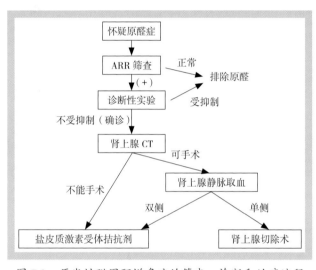

图 7.3 原发性醛固酮增多症的筛查、诊断和治疗流程

由于不能完全依靠 CT 结果区分醛固酮瘤与特醛症，因此对于拟实施手术治疗的原醛症患者，术前宜行肾上腺静脉取血。原醛症患者 CT 上显示的肾上腺结节可能是无功能瘤或局部增生，并非真实病变部位；同样，CT 显示肾上腺"正常"，可能实为单侧小腺瘤或单侧增生性原醛症。这些情况，都需要肾上腺静脉采血（adrenal vein sample, AVS）来辅助诊断和指导治疗方案。AVS 为 PA 分型诊断的"金标准"，测定双侧肾上腺静脉中的血醛固酮 / 皮质醇比值，确定单侧抑或双侧肾上腺醛固酮分泌过多，前者一般为醛固酮瘤，后者为特醛症（不宜手术治疗）。AVS 的结果判断：皮质醇校正的醛固酮比值高低两侧之比 >4.0，确定为单侧优势分泌，提示醛固酮瘤或单侧增生（原发肾上腺增生）；比值 <3.0 提示双侧醛固酮高分泌，考虑特醛症；比值为 3.0~4.0，是一个重叠区域，上述两种情况均可能。

7.5 肾上腺皮质增生或腺瘤与手术

肾上腺位于两侧肾脏的上方，左右各一，由肾筋膜和脂肪组织包裹。左肾上腺呈半月形，右肾上腺为三角形。肾上腺分为肾上腺皮质和肾上腺髓质两部分，周围部分是皮质，内部是髓质。肾上腺皮质的组织结构可以分为三层，自外向内分为球状带、束状带和网状带。球状带主要分泌盐皮质激素，主要代表为醛固酮。束状带位于皮质中间，构成皮质的大部分，主要分泌糖皮质激素，主要代表为可的松和氢化可的松。肾上腺皮质增生可引起肾上腺相关腺体功能亢进，其中球状带出现增生或腺瘤导致盐皮质激素分泌增加，引起醛固酮增多症。而束状带增生或腺瘤导致糖皮质激素分泌增多，引起库欣综合征。

对于通过诊断筛查并完成肾上腺静脉取血明确的肾上腺单侧病变（腺瘤或增生），须采用手术治疗。手术治疗的方式包括外科手术切除和内科介入治疗。其中外科手术切除包括开腹外科切除和腹腔镜切除；内科介入治疗主要是经导管的肾上腺动脉栓塞（transcatheter adrenal arterial embolization，TAAE）。该手术最初于 1997 年由日本学者 Hokotate 在临床进行应用，近年来，已有一些个案或大样本研究对 TAAE 进行了报道，展现出了良好的安全性和有效性。TAAE 手术是利用栓塞剂选择性栓塞供应病变的肾上腺动脉，让病变肾上腺坏死，从而抑制醛固酮的产生。现有报道的常见栓塞剂包括微线圈、无水乙醇、乙醇 - 碘海醇、乙醇 - 碘化油等，同时，现有研究显示栓塞剂的选择并没有展现出绝对意义上的优劣。因此，建议介入医师可根据自身的经验和喜好，以及栓塞剂费用和可获得性来进行选择。

现有研究虽然提示 TAAE 可以和开腹或腹腔镜切除术具有一样的有效性，并且 TAAE 不会引起严重并发症，较开腹或腹腔镜手术美观。但目前关于 TAAE 研究的样本量小，并且缺乏 TAAE、长期口服醛固酮受体拮抗剂和经腹腔镜病变肾上腺切除术这 3 种方法的随机对照研究。同时，现有研究随访时间均较短，其长期心、脑、肾、眼等靶器官损害情况同样有待进一步研究。期待未来能有更多的随机对照临床试验，进一步客观评估这 3 种治疗方法的优缺点及长期预后，为患者提供更为有效和安全的治疗策略。

（陆军军医大学大坪医院　曾　敬）

8 | 你可能不熟悉的高血压检查项目

当高血压患者接受正规的联合降压治疗后血压仍控制不佳时，临床医师应该考虑患者存在继发性高血压可能。某些继发性高血压增加了患者的心血管致死性和致残性事件的发生，而有些继发性高血压是可以根除的，因此对继发性高血压的排除甚为重要。在临床工作中，继发性高血压的排除，除常规的病史、体格检查和实验室检查外，还存在很多特殊检查方法来明确诊断，而这些检查方法中很多却并不被临床医师所熟悉，甚至可以说是陌生的，比如原发性醛固酮增多症的 4 种确诊试验，包括口服高钠饮食、氟氢可的松试验、生理盐水试验及卡托普利试验；嗜铬细胞瘤的定位诊断，包括 ^{131}I-MIBG（间碘苄基胍）闪烁扫描、^{18}F-FDG-PET 检查及奥曲肽显像，皮质醇增多症（库欣综合征）的地塞米松抑制试验等（表 8.1）。本章节将常见的几种继发性高血压相关的特殊检查方法进行简单介绍。

表 8.1　继发性高血压部分特殊检查项目

检查项目	目的
卡托普利抑制试验	原发性醛固酮增多症确诊试验
氟氢可的松抑制试验	原发性醛固酮增多症确诊试验
生理盐水试验	原发性醛固酮增多症确诊试验
口服氯化钠负荷试验	原发性醛固酮增多症确诊试验
^{131}I-MIBG 闪烁扫描	是发现肾上腺外嗜铬细胞瘤和副神经节瘤的功能定性和解剖定位的重要检查方法
^{18}F-FDG-PET/CT 检查	主要用于单个和转移的嗜铬细胞瘤和副神经节瘤定位诊断
生长抑素受体显像（奥曲肽显像）	筛查转移性嗜铬细胞瘤和副神经节瘤病灶，进行定位诊断
地塞米松抑制试验	
午夜一次法小剂量地塞米松抑制试验	库欣综合征确诊试验
48 h 经典法小剂量地塞米松抑制试验	库欣综合征确诊试验
大剂量地塞米松抑制试验	在诊断库欣综合征后用于鉴别库欣综合征患者与异位 ACTH 综合征患者

8.1 卡托普利抑制试验

卡托普利为血管紧张素转换酶抑制剂，能阻断血管紧张素 I 转变为血管紧张素 II，从而抑制醛固酮分泌。原发性醛固酮增多症（简称原醛症）患者醛固酮分泌不依赖或仅部分依赖肾素 - 血管紧张素系统的调节，给予卡托普利后醛固酮的分泌不受抑制。

晨 8:00 开始，坐位 1 h 后口服 50 mg 卡托普利，服药前及服药后 1 h、2 h 测定血浆肾素活性、血醛固酮、皮质醇，试验期间患者需始终保持坐位，流程如图 8.1 所示。正常人卡托普利抑制试验后血醛固酮浓度下降大于 30%，而原醛症患者血醛固酮不受抑制。国内学者提出，卡托普利试验后 2 h 醛固酮最佳诊断切点为 11 ng/dL，灵敏度和特异度均为 90%。卡托普利试验是一项操作简单、安全性较高的确诊试验，对时间及花费要求少，可行性好，可以在门诊患者中进行。

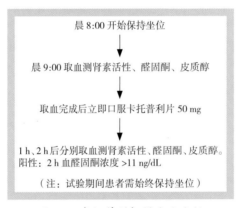

图 8.1　卡托普利抑制试验流程

8.2　氟氢可的松抑制试验

氟氢可的松是醛固酮的类似物，服用后会抑制肾素 - 血管紧张素，导致醛固酮减少。原醛症患者醛固酮分泌不受肾素 - 血管紧张素调节，醛固酮仍为高水平。

患者每 6 h 口服 0.1 mg 氟氢可的松，持续 4 d，同时口服缓释氯化钾，保持血钾接近 4.0 mmol/L。高钠饮食，保证尿钠排泄率在 3 mmol/kg，避免了因低钠引起的醛固酮分泌增加出现假阳性。第 4 天晨 10:00 坐位测定血醛固酮和血浆肾素活性，晨 7:00 和晨 10:00 采血测血浆皮质醇。第 4 天晨 10:00 坐位血醛固酮大于 6 ng/dL（60 pg/mL），支持原醛症诊断。氟氢可的松抑制试验是确诊原醛症最敏感的试验，但由于操作烦琐、准备时间较长，国内无药等原因，目前在临床很少开展（图 8.2）。

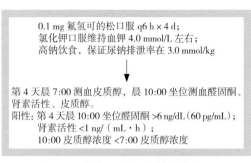

图 8.2 氟氢可的松抑制试验流程

8.3 生理盐水试验

机体正常情况下输入生理盐水后血钠及血容量会增加,通过肾脏入球小动脉致密斑处 Na^+ 量增加以及动脉壁的牵张程度增加,抑制了肾素 - 血管紧张素 - 醛固酮分泌,血中醛固酮水平降低。对于原醛症患者,高钠对醛固酮分泌无抑制作用,血浆醛固酮水平升高。

试验前必须卧床休息 1 h,4 h 静滴 2 L 0.9% 氯化钠溶液,试验在晨 8:00—9:00 开始,整个过程需监测血压和心率变化。于输注前 0 min 至输注后 4 h 测血浆肾素活性、血醛固酮、皮质醇及血钾。目前生理盐水试验较公认的标准如下:生理盐水试验后血醛固酮 >10 ng/dL,原醛症诊断明确;若为 5~10 ng/dL,则须根据患者临床表现、实验室检查以及影像学表现综合评价。生理盐水试验是目前国内比较常用的原醛症确诊试验,但由于血容量急剧增加,会诱发高血压危象及心功能衰竭,因此对于那些血压难以控制、心功能不全以及有低钾血症的患者,建议行卡托普利抑制试验而不应进行此项检查(图 8.3)。

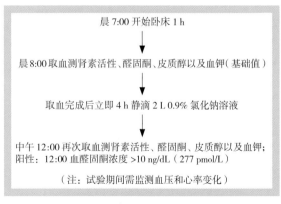

图 8.3 生理盐水试验流程

8.4 口服氯化钠负荷试验

口服氯化钠负荷试验的原理同生理盐水负荷试验。但操作烦琐、准备时间较长，目前临床很少开展。

3 d 内将每日钠盐摄入量提高至大于 200 mmol（相当于氯化钠 6 g），同时补钾治疗使血钾维持在正常范围，留第 3 天早晨至第 4 天早晨 24 h 尿标本测量醛固酮、钠和肌酐，24 h 尿钠排泄 >200 mEq（4 600 mg）才能证明钠负荷充足。测定醛固酮，如 24 h 尿醛固酮低于 27.7 nmol/d，原发性醛固酮增多症诊断不成立，如果大于 33.3 nmol/d（12 μg/24 h），则很可能是（图 8.4）。高钠饮食试验不宜在以下人群中进行：严重高血压、肾功能不全、心功能不全、心律失常、严重低钾血症。

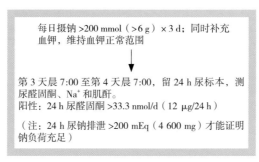

图 8.4　口服氯化钠负荷试验流程

8.5　^{131}I-MIBG 闪烁扫描

MIBG 是一种类似去甲肾上腺素的化合物，嗜铬细胞与其亲和力较高并可将其摄取于细胞中，但不能被正常嗜铬组织所摄取，故有助于瘤体的显影。

患者静脉注射 ^{131}I-MIBG 后 24 h、48 h 进行融合显像，如为高分泌功能的肿瘤则表现为 ^{131}I-MIBG 显影阳性。目前，国内 ^{131}I-MIBG 显像是发现肾上腺外嗜铬细胞瘤及副神经节瘤（paraganglioma，PPGL）的功能定性和解剖定位的重要检查方法，其灵敏度为 78%~83%，特异度为 100%，当 ^{131}I-MIBG 为肿瘤阳性显影时则可确定 PPGL 诊断。不能手术治疗的转移性 PPGL 患者，如 ^{131}I-MIBG 显影阳性则可进行 ^{131}I-MIBG 治疗。《2020嗜铬细胞瘤和副神经节瘤诊断治疗专家共识》中建议：有转移或不能手术的 PPGL 患者先进行 ^{131}I-MIBG（国外用 ^{123}I-MIBG）核素显像，根据肿瘤的功能和解剖定位来评价 ^{131}I-MIBG 治疗的可能性。拟交感神经药、阻断儿茶酚胺转运药物如可卡因和三环类抗抑郁药、钙通道阻滞剂、α- 及 β- 肾上腺素能受体阻滞剂等可减少 ^{123}I-MIBG 浓聚，故需停药 2 周后再行 MIBG 显像；显像前 3 d 应服用 Lugol 碘溶液以保护及避免甲状腺对 ^{131}I 的摄取。

8.6　生长抑素受体显像（奥曲肽显像）

奥曲肽是一种生长抑素类似物，保留了生长抑素类似的活性结构，可以与体内生长抑素受体结合，具有更强的生物学效应和更长的生物半衰期，不易被降解。部分 PPGL 肿瘤有生长抑素受体高表达，故标记的生长抑素类似物可用于高灵敏度的 PPGL 分子影像学诊断。^{99m}Tc-OCT- 单光子发射计算机断层成像（生长抑素奥曲肽显像）可对 ^{131}I-MIBG 显影阴性的 PPGL 进行互补检查而帮助确诊。对 PGL 肿瘤定位具有较高的灵敏度。2019NCCN（美国国家综合癌症网络）临床实践指南推荐生长抑素受体显像阳性、肿瘤未能切除、有远处转移的 PPGL 患者，可用奥曲肽或兰瑞肽治疗。

8.7　^{18}F-FDG-PET 检查

^{18}F-FDG-PET 检查主要用于单个和转移的嗜铬细胞瘤及 PPGL 定位诊断。PPGL 患者因低氧改变而导致糖酵解代谢增加，恶性肿瘤因生长代谢快，需大量摄取葡萄糖而表现为放射性摄取增高的阳性病灶，故可根据标准摄取值（standard uptake value，SUV）升高的程度即最大标准摄取值来判断转移性 PPGL 肿瘤的可能性。^{18}F-FDG 对非转移性 PPGL 的诊断灵敏度为 77%，特异度为 90%，与 ^{123}I-MIBG 的灵敏度（75%）和特异度（92%）相近，但在转移性 PPGL 患者中，^{18}F-FDG 的灵敏度（83%）高于 ^{123}I-MIBG（50%）。

8.8　地塞米松抑制试验

地塞米松抑制试验用于评估下丘脑 - 垂体 - 肾上腺轴（hypothalamic-pituitary-adrenal axis，HPA）状态以及肾上腺皮质功能亢进的鉴别诊断。地塞米松是一种强效的糖皮质激素，与下丘脑室旁核和垂体促肾上腺皮质激素细胞内的糖皮质激素受体结合，从而抑制促肾上腺皮质激素释放激素（corticotropin releasing hormone，CRH）和促肾上腺皮质激素（adrenocorticotropic hormone，ACTH）的分泌，不会抑制类固醇激素的产生。只要 HPA 功能正常，那么超生理剂量的地塞米松就足以抑制垂体的 ACTH 分泌。

小剂量地塞米松抑制试验是鉴别任何原因所致库欣综合征（cushing syndrome, CS）患者与非 CS 患者的标准筛查试验，包括午夜一次法小剂量地塞米松抑制试验（dexamethasone suppression test, DST）和 48 h 经典法小剂量地塞米松抑制试验（low-dose dexamethasone suppression test, LDDST）。大剂量试验不用于诊断 CS；而是在诊断 CS 后用于鉴别库欣综合征患者与异位 ACTH 综合征患者，前者即垂体性 ACTH 分泌过多引起的 CS，后者即非垂体性 ACTH 分泌瘤引起的 CS。

8.8.1 午夜一次法小剂量地塞米松抑制试验

用于快速筛查不受抑制的皮质醇生成以及亚临床或临床 CS。第 1 天晨 8:00 采血测定基础血清皮质醇，午夜 11:00—12:00 口服地塞米松 1 mg，次晨 8:00 采血测定血清皮质醇，条件允许还应该检测血清地塞米松水平。儿童剂量可为 0.3 mg/m² 表面积。《2011 年库欣综合征专家共识》指出，采用切点值为清晨皮质醇 1.8 μg/dL（50 nmol/L），其敏感性 >95%，特异性约 80%，若切点值升至 5 μg/dL（140 nmol/L），其特异性 >95%。该项检查是为了得到更高的敏感性，避免漏诊，故推荐将服药后 8:00 的血清皮质醇水平正常切点值定为 1.8 μg/dL（50 nmol/L）（图 8.5）。

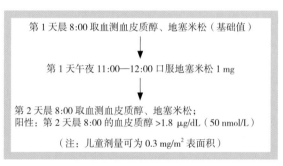

图 8.5 午夜一次法小剂量地塞米松抑制试验流程

午夜一次法 DST 是一项简单的检查，可以在门诊进行，但需保证患者按时服药。目前在不同研究中心常采用不同剂量地塞米松，但服用更高剂量的地塞米松（1.5 mg 或 2 mg）并未显著增加诊断的准确性，故目前最常用 1 mg 地塞米松进行试验。此外，共识推荐各研究中心根据自己的实验方法和数据制订合适的切点。因患者对地塞米松的吸收和代谢率不同可影响 DST 的结果，一些药物也可通过 CYP3A4 诱导肝酶、加速清除地塞米松而降低其血浓度，而肝、肾功能衰竭患者的地塞米松清除率降低，上述情况均会影响 DST 结果。

8.8.2 48 h 经典法小剂量地塞米松抑制试验

一些内分泌学家倾向于使用 LDDST 作为初步试验，因为与 1 mg DST 相比，其能提高特异性。口服地塞米松 0.5 mg，每 6 h 1 次，连续 2 d，服药前和服药第 2 天测定分别留24 h尿测定 UFC 或尿 17-羟类固醇（17-OHCS），也可服药前后测定血皮质醇进行比较。对于体重 <40 kg 的儿童，地塞米松剂量调整为 30 μg/（kg·d）分次给药。正常人口服地塞米松第 2 天，24 h UFC<27 nmol/24 h（10 μg/24 h）或尿 17-OHCS<6.9 μmol/24 h（2.5 mg/24 h）；血清皮质醇 <1.8 μg/dL（50 nmol/L），该切点值也同样适用于体重 >40 kg 的儿童（图 8.6）。

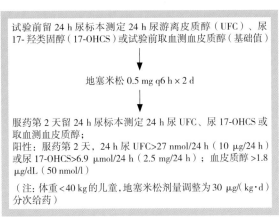

图 8.6　48 h 经典法小剂量地塞米松抑制试验流程

某些精神疾病（如抑郁症、焦虑、强迫症）、酗酒、病态肥胖和糖尿病患者，HPA 活性过度激活，此时 LDDST 较单次测定 UFC 更适于这些病例。此外，要降低假阳性率，至少需要戒酒 2 周。应用尿 17-OHCS 或 UFC 做测定指标的敏感性和特异性为 70%~80%；应用血清皮质醇做测定指标时，成人患者敏感性 >95%，儿童患者敏感性为 94%。

8.8.3　大剂量地塞米松抑制试验

目前有几种大剂量 DST 方法：①口服地塞米松 2 mg，每 6 h1 次，服药 2 d，即 8 mg/d×2 d 的经典大剂量 DST，于服药前和服药第 2 天测定 24 h UFC 或尿 17-OHCS；②单次口服 8 mg 地塞米松的过夜大剂量 DST；③静脉注射地塞米松 4~7 mg 的大剂量 DST 法；后两种方法于用药前、后测定血清皮质醇水平进行比较（图 8.7）。该检查主

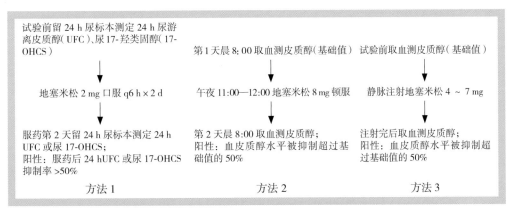

图 8.7　大剂量地塞米松抑制试验流程

要用于鉴别库欣综合征和异位 ACTH 综合征，如用药后 24 hUFC、24 h 尿 17-OHCS 或血皮质醇水平被抑制超过对照值的 50%，则提示为库欣综合征；反之提示为异位 ACTH 综合征。大剂量 DST 诊断库欣病的敏感性为 60%~80%，特异性较高；如将切点定为抑制率超过 80%，则特异性 <100%。

大剂量肾上腺糖皮质激素能抑制 80%~90% 库欣综合征的垂体腺瘤分泌 ACTH，而异位 ACTH 综合征对此负反馈抑制不敏感。但某些分化较好的神经内分泌肿瘤如支气管类癌、胸腺类癌和胰腺类癌可能与库欣综合征类似，对此负反馈抑制较敏感。而肾上腺性 CS 的皮质醇分泌为自主性，且 ACTH 水平已被明显抑制，故大剂量地塞米松不抑制升高的皮质醇水平。

（陆军军医大学大坪医院　杨小利）

9 | 高血压是单一疾病吗

高血压作为最常见的慢性非传染性疾病，首次通过仪器发现血压升高是 1896 年 Scipione Rivà-Rocci 发明血压计或充气式血压计，发现人群中存在个体血压升高的现象，随后 Korotkoff 对血压计进行了改进，加上听诊器，使血压测量飞跃到一个全新的水平。1957 年，Framingham 研究首次定义了高血压为血压 ≥ 160/95 mmHg，把高血压带进了数值时代，高血压正式成为一类疾病。高血压的药物也从 20 世纪五六十年代主要以利尿剂、β 受体阻滞剂为一线降压药物，逐步进展到利尿剂、β 受体阻滞剂、血管紧张素转换酶抑制剂、钙拮抗剂及血管紧张素受体拮抗剂五大类药物为一线的降压药物。过去临床试验研究证实，通过有效的降压治疗，可显著降低高血压患者并发症发生率，改善生活质量。但针对不同患者，不同的高血压类型，降压的目标和方案有所不同。随着近年来研究的不断深入，以高血压为表现的异质性疾病逐渐被人们所认识，针对高血压病因的个体化治疗提升到了一个新的高度。

9.1 高血压是疾病的表象，细化疾病的分型尤为重要

肿瘤异质性是较早被人们所关注的疾病之一，肿瘤异质性是指同一种恶性肿瘤在不同患者个体间或者同一患者体内不同部位肿瘤细胞间从基因型到表型上存在的差异。这种差异发生在不同个体中可表现出不同的遗传背景，如染色体量与质的差异，不同细胞病理类型、不同临床阶段、不同分化程度的细胞演进的多样性，同质肿瘤在分子水平也存在显著差异：比如基因表达谱、网络调控、突变谱等方面的不同。近年来，针对肿瘤异质性的研究，已为肿瘤患者提供了个体化的精准治疗方案，显著改善了患者临床治疗效果及预后。

与肿瘤类似，高血压也被认为是一类异质性疾病。长期以来，降压用药的选择主

要根据医师的临床经验和相关指南，然而药物的疗效和不良反应的个体差异极大。大量研究表明，各类降压药物的单用有效率仅为42%～59%，而不良反应的发生率却高达20%～30%。这不仅延误了高血压病患者的治疗，而且导致治疗费用的上涨和医疗资源的浪费。当前，简单地将90%的高血压诊断为原发性高血压，也存在诸多弊端：①不能满足时代对于精准医学的需求；②不能有效地预测患者的临床转归；③不能解释哪些患者更容易出现并发症的原因；④不能预测哪些患者对何种治疗手段更敏感；⑤哪些药物或治疗手段给哪类患者带来更多的获益；⑥不能预测药物的不良反应。随着近年来医学发展水平和检查手段的不断发展，高血压分类已颠覆传统，原发性高血压比例不断降低，而继发性高血压的比例已不断增加，未来将占据绝大多数，高达90%以上。根据系统及学科分类，以高血压为表象的异质性疾病可分为泌尿系来源（肾实质性、肾血管性）、内分泌系来源（甲状腺、肾上腺、垂体）、呼吸免疫来源（睡眠呼吸暂停综合征、大动脉炎、结节性大动脉炎）、心脏来源（主动脉缩窄、主动脉瓣关闭不全）、神经系统来源（脑肿瘤、脑外伤、自主神经功能异常）、遗传心理系来源（单基因高血压、心理疾病）、血液系统来源（真性红细胞增多症）、妇产系来源（妊娠期高血压）等。因此，高血压作为上述疾病的表象，强调病因的筛查，进一步细化疾病的分型，为高血压的精准诊断与治疗提供可靠依据。

9.2　单基因型高血压

单基因型高血压是指单个基因突变造成，且遗传方式符合孟德尔遗传定律的高血压。单基因型高血压根据基因变异的不同可分为两类：一类是因远端肾单位转运系统异常，水钠吸收增加，包括Liddle综合征、AME、Gordon综合征等；另一类为肾上腺类固醇合成异常，导致远端肾单位的盐皮质激素受体异常激活，钠转运失调，如CAH、FH及家族性糖皮质激素抵抗综合征等。单基因型高血压临床特征表现为：①发病年龄一般为20～40岁；②临床表现为难治性高血压，使用2～3种甚至更多降压药效果欠佳；③高血压靶器官损害较为严重；④家族聚集性发病。既往缺乏基因诊断的情况下，该类疾病被误诊为原发性高血压。但随着基因检测技术的发展，更多的致病基因逐渐被检出，该类疾病也被归类为继发性高血压，从而做到早发现、早治疗和早预防。

9.3 原发性高血压的异质性

目前认为，原发性高血压是先天遗传与环境因素相互作用引发的多因素疾病。针对原发性高血压治疗的主要目标是平稳控制血压，最大限度降低靶器官损害程度。但原发性高血压也存在异质性，根据目前已知的与血压调节功能有关的因素，可将原发性高血压分为盐敏感性相关型高血压、肾素活性相关型高血压等。根据原发性高血压的不同分类，高血压的防治方案也不同。盐敏感性高血压患者为容量依赖性，治疗上以利尿剂或钙拮抗剂为最佳选择，积极控制钠盐的摄入量，盐敏感性高血压病的患者每日盐摄入量应控制在 4 ~ 6 g，同时补充身体钾、钙的含量；中国营养学会建议的钙摄入标准量为 1 280 mg /d。对于低肾素活性相关型高血压首选利尿剂及钙拮抗剂为主，由于肾素 - 血管紧张素系统处于抑制状态，对血管紧张素转换酶抑制剂效果不明显。低肾素型高血压具有一定盐敏感性，限制盐的摄入有助于低肾素型高血压的临床治疗。正常肾素及高肾素型高血压常用血管紧张素转换酶抑制剂及 β 受体阻滞剂治疗，减盐饮食虽对血压无直接作用，但可增加疗效。

9.4 继发性高血压的异质性

继发性高血压是病因明确的高血压，提高对继发性高血压的认识，及时明确病因并积极针对病因治疗将大大降低高血压及并发症造成的高致死和致残率。

9.4.1 肾性

1）肾实质性高血压

肾实质性高血压包括急、慢性肾小球肾炎、多囊肾；慢性肾小管 - 间质病变；代谢性疾病肾损伤（痛风性肾病、糖尿病肾病）；系统性或结缔组织疾病肾损害（狼疮性肾炎、硬皮病）；肾脏肿瘤等。针对上述疾病引发的高血压，在针对原发病治疗的同时，积极控制血压在 <130/80 mmHg，有蛋白尿的患者应首选 ACEI 或 ARB 作为降压药物；长效钙通道阻滞剂、利尿剂、β 受体阻滞剂、α 受体阻滞剂均可作为联合治疗的药物。

2）肾血管性高血压

肾血管性高血压主要为肾动脉狭窄，主要对狭窄部位进行球囊扩张、支架置入以达到降压的目的。

9.4.2 内分泌性

内分泌系来源的高血压包括原发性醛固酮增多症、嗜铬细胞瘤、库欣综合征、肢端肥大症等，针对不同的原发病采取相应的药物治疗，同时手术也是重要的治疗手段之一。

9.4.3 呼吸系统来源

呼吸免疫来源主要为睡眠呼吸暂停综合征，减轻体重和生活模式改良对睡眠呼吸暂停综合征很重要，口腔矫治器对轻、中度睡眠呼吸暂停综合征有效；而中、重度睡眠呼吸暂停综合征往往需用持续正压通气。

9.4.4 心血管来源

心血管来源包括主动脉缩窄、主动脉瓣关闭不全等，主要采用手术治疗。

9.4.5 其他

其他来源包括神经系统来源包括脑肿瘤、脑外伤、自主神经功能异常等，血液系统来源（真性红细胞增多症）、妇产系统来源（妊娠期高血压）、免疫系统来源（大动脉炎、结节性大动脉炎）等。

9.5 展 望

尽管目前高血压的临床治疗已取得了一定进展，然而仍不能满足个体化诊疗和时代对精准医学的需求。随着精准医学时代的到来，以高血压为表现的异质性疾病需要进一步细化疾病的分型，针对高血压的病因、不同人群、不同亚型选择特异性诊疗方案是未来精准治疗的关键所在。

（陆军军医大学大坪医院　罗　浩）

10 | 特殊类型高血压

高血压作为一种慢性非感染性疾病，是心血管系统疾病最重要的危险因素之一。国际高血压学会（ISH）在2020年最新发布的《2020 ISH全球高血压实践指南》中指出，高血压在全球范围内位居各项死亡相关风险因素首位，全球每年共计约有1 040万人直接或间接死于高血压。严格的血压控制能够大幅度减少心脑血管相关疾病的发生与进展，降低高血压及其相关疾病致残、致死率，改善高血压患者生活质量。在原发性高血压被定义为以体循环动脉压力升高为主要临床表现的心血管综合征的基础上，某些类型的高血压可能因为特殊的表现形式，难以在早期正确地被识别，导致诊疗启动延迟而进一步增加患者心脑血管疾病患病风险。除此之外，某些类型的高血压具有特定的危险因素，对治疗方案的选择有特殊的敏感性。因此，准确识别特殊类型的高血压将有助于提升降压治疗方案的有效性，对特殊类型高血压的诊疗、控制以及改善预后具有重要意义。

2018年欧洲心脏病学会（ESC）颁布的高血压指南中将难治性高血压、继发性高血压、高血压急症、特殊生理状态下高血压以及高血压合并其他系统疾病等特殊情况合并进行论述。特殊类型的高血压是依据临床特征对高血压患病人群的进一步细分，与传统原发性与继发性高血压的分类并不矛盾，亦有助于针对临床特征进行个体差异化诊疗。本章将特殊表现形式以及部分特殊生理状态下的高血压进行归纳整理，从实际需求出发，旨在提升广大医务工作者对特殊类型高血压的认识以及诊疗水平，帮助医务工作者恰当、合理地制订降压方案，减少患者心脑血管事件的发生，最大化高血压患者受益。

10.1 动态血压监测协助诊断的特殊类型高血压

目前在中国广大人群中，测量血压的主要方式依然以诊室内随机测量为主，故可能造成某些类型高血压的漏诊与误诊。包括 2018 修订版《中国高血压防治指南》在内的多部国内外高血压指南均指出，在特殊类型高血压的诊断中，非诊室血压测量（包括动态血压监测与家庭血压监测）具有非常重要的意义。动态血压监测可以评估一个人日常生活状态下的血压，排除"白大衣效应"，发现隐蔽性高血压；可以测量全天的血压水平，包括清晨、睡眠过程中的血压，协助治疗评估治疗效果，调整治疗方案；相较于诊室血压，动态血压能够更准确地预测心脑血管事件和死亡。中国高血压联盟《动态血压监测指南》委员会发布的《2020 中国动态血压监测指南》中将诊断高血压的动态血压监测标准阈值设定为 24 h 平均收缩压 / 舒张压 ≥ 130/80 mmHg，或白天血压 ≥ 135/85 mmHg，或夜间血压 ≥ 120/70 mmHg。根据动态血压监测结果可进行如下几种特殊类型高血压诊断：

10.1.1　白大衣高血压与隐匿性高血压

白大衣高血压（white coat hypertension, WCH）与隐匿性高血压（masked hypertension, MH）均为对比诊室血压与动态血压监测结果后方可进行诊断的特殊类型高血压。对于诊室血压与动态血压监测结果不相符合的受试者，根据其是否接受降压药物治疗及动态血压监测结果，可分别定义为以下几种类型：未接受降压药物治疗的"白大衣性高血压"（诊室血压 ≥ 140/90 mmHg，而动态血压监测结果均正常）、"隐匿性高血压"（诊室血压 <140/90 mmHg，而动态血压监测提示血压至少在某一时间段内超过正常阈值）；正在接受降压药物治疗的"白大衣性未控制高血压"（white-coat uncontrolled hypertension, WUCH）、"隐匿性未控制高血压"（masked uncontrolled hypertension, MUCH）（血压值测量指标同前）。明确相关诊断在避免过度治疗的同时，更加有助于早期控制隐匿性高血压人群的血压值，最大限度降低高血压相关致残及致死风险。

目前已有研究指出，白大衣性高血压发展为持续性高血压的风险相比血压正常人群高 2~3 倍。对于通过动态血压监测而精确诊断为"白大衣性高血压"的人群，应建议其加强随访，推荐至少每年进行一次动态血压监测。而对于"白大衣性未控制高血压"人群，通常不建议强化目前治疗方案，而建议继续密切观察随访。同时需要特别指出的是，"白大衣效应"是用来描述无论是否接受降压治疗，在诊室测得血压相较家庭自测、动态血压监测升高超过 20/10 mmHg 的情况。

与"白大衣性高血压"不同的是，"隐匿性高血压"对于患者的危害则明显更大。动态血压监测结果异常升高，直接提示患者心脑血管疾病及靶器官损害的发生风险显著增加，发生率接近持续性高血压患者。同时，"隐匿性未控制高血压"患者心脑血管疾病发生风险也较血压控制正常患者更为升高。"隐匿性高血压"的检出率直接影响此部分人群的生存预后。在现实条件不能确保完全检出的情况下，更应当对具有明显危险因素的人群（如男性或绝经期女性、代谢综合征患者以及合并慢性肾脏病的患者）常规进行动态血压筛查，尽可能减少漏诊，并积极进行生活方式改善及药物治疗等措施。

10.1.2 血压动态改变异常

血压变化曲线是动态血压监测过程中能够获得的重要诊断参数，主要用于评估受试者血压昼夜节律的改变。在正常人群中，血压在生理状态下呈现较为明显的昼夜节律，即夜间（睡眠时段）血压较白天（清醒时段）明显下降；清晨时段因从睡眠状态至觉醒状态，血压出现较为明显的上升；在下午 3:00—5:00 时会出现第二个峰值，从而构成人体血压波动节律的"两峰一谷"。在一般生理情况下，正常人群夜间收缩压与舒张压均可较白天血压下降 10%~20%。

1）清晨高血压

清晨一直被认为是心脑血管事件的高发时段（清晨觉醒前后 4~6 h），而清晨血压过度升高被认为可能是导致心肌梗死、心源性猝死及脑卒中等发病的重要诱因。2018 年发布的《2018 亚洲专家共识声明：清晨高血压的管理》将清晨定义为早上 6:00 至 10:00，而在中国，清晨时间定义根据地区也有区分，在东部地区为早上 5:00 至 9:00，而在西部地区为早上 7:00 或 8:00 至 11:00 或 12:00。在清晨血压测量值方面，如果采用动态血压监测，以觉醒后 2 h 内血压平均值为准；如果采取家庭自测血压方法，若觉醒时间不能准确回忆，通常以清晨时间段血压测量值平均值为准，将血压值≥135/85 mmHg 定义为清晨高血压。清晨高血压的定义只关注于清晨血压的变化，无论其余时间段是否存在血压异常。

清晨血压晨峰，即夜间睡眠时段至清晨觉醒后血压的上升幅度。关于血压晨峰的研究提示，清晨血压每升高 10 mmHg，脑卒中发生风险增加约 44%，无症状颅内动脉狭窄患病风险增加约 30%；而单纯清晨高血压的患者（其余时间段血压测量值均在正常阈值范围内）与正常人群相比，靶器官损害包括动脉硬化、左室肥厚等发生率明显上升。

由于大多数患者经常选择在清晨时间段服用高血压治疗药物，药物的半衰期等原因导致波谷效应时间段内血压难以良好控制可能是清晨高血压的重要原因之一。故在明确清晨高血压诊断后调整合理的用药方案，包括多种降压药物、剂型的联合应用可能对于清晨高血压的控制具有重要作用。清晨高血压的发生也与高钠盐摄入、烟酒嗜好、糖尿病等因素相关，因此改善生活方式、控制其他伴随疾病也对清晨血压控制十分重要。

2）夜间高血压

单纯夜间高血压患者表现为夜间血压升高，而白天血压处于正常范围。与白天血压相比，夜间血压升高与全因死亡、心脑血管疾病死亡风险关系更为密切。在校正混杂因素后，夜间血压值能独立预测相关死亡风险；研究指出夜间收缩压每增加20 mmHg，全因死亡及心脑血管事件发生风险分别增加约23%和36%。在中国人群中单纯夜间高血压发病率较欧美人群更高，这可能与盐敏感高血压比例、高钠盐摄入饮食以及高钠重吸收相关。同时，睡眠呼吸暂停低通气综合征、合并慢性肾脏病等情况下，夜间高血压的发生也相对更为多见。

在夜间高血压的治疗方案的制订时，首先需要筛查并排除继发性原因，如存在失眠、阻塞性睡眠呼吸暂停低通气综合征、持续性夜间工作等。在改善、排除继发性因素后，应考虑使用长效药物单独或联合治疗，控制夜间血压值。

3）血压节律异常

根据夜间血压下降比值 $\left(\dfrac{白天血压 - 夜间血压}{白天血压} \times 100\%\right)$ 定义动态血压昼夜节律。正常人群在无明显外界诱因刺激的情况下，血压昼夜节律表现为杓型（10%~20%）；而在不同类型高血压中还可见到昼夜节律与正常人群存在差异，根据夜间血压下降比值分别划分为非杓型（0~10%）、反杓型（<0）及超杓型（>20%）血压节律。

非杓型与反杓型高血压主要表现为昼夜节律消失，非杓型高血压表现为血压夜间下降不明显，而反杓型高血压表现为夜间血压较日间反常升高，二者与夜间高血压的部分内涵相互重合，并均与靶器官损害和心脑血管疾病死亡风险增加有关。根据动态血压监测获得患者血压昼夜节律，可用于协助调整高血压降压治疗方案。超杓型血压节律提示夜间血压下降明显，可能与治疗方案敏感性以及药物类型、剂型相关，应合理监测血压改变，避免由于夜间血压过度下降导致缺血性心脑血管疾病的发生。

10.2 特殊环境及生理状态相关的高血压

10.2.1 高原性高血压

由低海拔平原地区进入海拔 3 000 m 以上的高原地区，由于环境气压低，氧分压也相应降低，导致人体缺氧。在低海拔地区血压正常，而进入高原后出现的高血压称为高原性高血压。目前认为高原性高血压多为人体交感-肾上腺系统活性增强，儿茶酚胺类激素分泌增加，通过升高血压维持循环灌注水平，形成对低压、低氧环境的预适应。随着对高原环境的适应，或转回低海拔平原地区后血压多可恢复正常水平。

在此病程中，精神因素包括紧张、焦虑、对高原环境恐惧等均可能加重血压升高及诱导头痛、头晕、心悸等临床症状，应密切监测血压改变，提前发现并预防高血压急症发生；适当予以镇静等治疗，保证充足睡眠。药物治疗方案可同原发性高血压，对于出现高血压性脑病的患者，高压氧舱治疗可达成较好的治疗效果。

10.2.2　盐敏感性高血压

盐是导致高血压的重要危险因素。2016 年 AHA 发布科学声明指出，在人群不同成员中，对摄入含钠盐有不同程度的血压改变，这种差异被称为血压的盐敏感性。因摄入的钠盐较多而引起的高血压被称为盐敏感性高血压。我国一般人群中盐敏感者有 20%~40%；而在原发性高血压患者中，盐敏感者高达约 60%；老年人、肥胖人群、糖尿病患者、代谢综合征患者中盐敏感者也较多，绝经后女性的血压对盐的敏感性也会增加。

具有高盐敏感性的人群高血压患病风险更高，因此对于高盐敏感性人群来讲，需要更加注意减少、控制盐摄入量。基于我国大多数人群盐敏感性较高的基本情况，我国国家心血管病中心 2020 年 12 月发布的《国家基层高血压防治管理指南》建议，每人每日钠盐摄入量不超过 6 g，同时注意隐性盐的摄入（咸菜、鸡精、酱油等），可预期获得收缩压下降 2~8 mmHg 的效果。

10.2.3　肥胖性高血压

临床常用体质指数（body mass index，BMI）和腰围作为判断肥胖的指标。中国成年人正常 BMI 为 18.5~23.9 kg/m^2，24~27.9 kg/m^2 为超重，≥ 28 kg/m^2 为肥胖；腰围 ≥ 90/85 cm（男 / 女）可判定为腹型肥胖。在肥胖人群中常合并有高血压，但因为高血压发病隐匿，二者的因果关系难以确定。此外，肥胖相关性高血压诊断还需排除其他继发性高血压，如内分泌疾病、大动脉炎、肾脏疾病、阻塞性睡眠呼吸暂停综合征及妊娠等。

肥胖相关性高血压的干预应将控制肥胖及相关代谢紊乱与控制血压并重，因肥胖相关性高血压常合并多重代谢紊乱，有较高心血管风险，因此严格控制血压达标可能对于改善预后具有重要意义。2013 年 AHA、ACC 和 TOS 在《成人超重和肥胖管理指南》中指出，生活方式适度改变，使体重减少 3%~5% 即可明显改善糖脂代谢。体重下降越多，则预期血压改善越明显。同时也应该将体重以及血脂、血糖、血尿酸和血同型半胱氨酸等代谢指标严格按照相关标准进行控制。

10.2.4　睡眠呼吸障碍性高血压

阻塞性睡眠呼吸暂停低通气综合征（obstructive sleep apnea hypopnea syndrome，OSAHS）与高血压常合并发生，也在难治性高血压中具有重要影响。与 OSAHS 相关联的高血压称为阻塞性睡眠呼吸暂停相关性高血压，阻塞性睡眠呼吸暂停相关性高血压的诊断：①血压24 h持续升高，节律呈非构型或者反构型；②血压可以伴随有呼吸暂停呈周期性的升高，或睡眠时血压高峰的出现与呼吸暂停发生、睡眠时相、低氧程度、呼吸暂停持续时间有明显的相关性。呼吸暂停低通气指数（apnea-hypopnea index，AHI）和夜间最低血氧饱和度（oxygen saturation，SpO_2）用于评估OSAHS病情程度。

由于OSAHS患者经常合并血脂、血糖异常，故在降压治疗同时也需要控制其他相关代谢指标。对于导致OSAHS原发疾病的治疗，以及减肥、戒烟、戒酒等生活方式的改善在睡眠呼吸障碍性高血压的控制中显得尤为重要。无创气道内正压通气治疗等方式结合降压药物共同治疗，相比单纯药物预期获得更好的疗效。

10.2.5 围术期高血压

根据2016年中国心胸血管麻醉学会和北京高血压防治协会在《临床麻醉学杂志》发表的《围术期高血压管理专家共识》，围术期高血压是指从确定手术治疗到与本手术有关的治疗基本结束期间内，患者血压升高幅度大于基础血压的30%，或收缩压≥140 mmHg和（或）舒张压≥90 mmHg。围术期高血压会增加手术患者急性心肌梗死、急性心力衰竭、急性脑血管病、急性肾损伤、手术出血增加等事件的发生，增加手术并发症，危及患者生命，应当引起重视，严重的围术期高血压应视为高血压急症之一。

根据高危和诱发原因，围术期高血压可分为如下情况：①原发性高血压降压药物方案调整导致的术前控制不理想或不合理停用；②继发性高血压，包括嗜铬细胞瘤、肾动脉狭窄、原发性醛固酮增多症未进行良好控制；③清醒状态下有创操作的刺激；④麻醉相关深度不当或镇痛不全；⑤留置导管刺激；⑥颅内高压、低氧血症合并或不合并高碳酸血症；⑦术前紧张、焦虑、恐惧、失眠等应激因素；⑧术后寒战、恶心、呕吐等不良反应。

围术期血压管理的原则是保证重要脏器灌注，降低心脏后负荷，保护心功能，减少围术期由于血压波动导致的心血管事件。治疗策略上宜加强术前镇痛。对于高血压急症或不能口服降压药物者，使用静脉药物控制血压；排除术后血压升高因素后，尽早过渡到常规口服药物治疗。

10.2.6 性激素水平相关性高血压

雌激素能通过减少儿茶酚胺的分泌来影响交感神经系统的兴奋性，降低血压，并对血管紧张素转化酶有抑制作用，能通过降低血管紧张性和血管阻力来减少女性心血管疾病的发生。

育龄期女性随月经周期的滤泡期、排卵期、黄体期等不同时期体内雌激素水平的波动，血压也可随之有一定程度的变化。育龄女性工作强度较大、睡眠时间短、作息不规律，同时心理精神压力较大，合并不健康的生活方式、不合理的饮食（过多摄入食盐等）等因素，均可显著增加高血压患病的风险。

更年期及绝经期女性由于生理变化导致体内雌激素水平降低，对血管紧张素转化酶的抑制作用减弱，从而导致血压升高。同时也有研究发现，绝经后女性盐敏感性较年轻、未使用避孕药的女性明显增加，可能由于水钠排泄能力与女性激素水平相关。与此相似的病生过程可见于避孕药物引起的高血压。避孕药物使用是女性高血压患者的独立危险因素，不受年龄、体重及降压药物等因素的影响。

10.2.7 妊娠期高血压疾病

妊娠期高血压疾病指妊娠妇女出现的血压异常升高的一系列疾病，目前将妊娠相关高血压疾病概括为四类，包括妊娠期高血压、子痫前期-子痫、妊娠合并慢性高血压、慢性高血压伴发子痫前期。

1）妊娠期高血压

依据中国医师协会高血压专业委员会在 2012 年发布的《妊娠高血压疾病血压管理中国专家共识》，妊娠期高血压指妊娠 20 周后首次出现高血压［收缩压 ≥ 140 mmHg和（或）舒张压 ≥ 90 mmHg］；尿蛋白检测阴性。收缩压 ≥ 160 mmHg 和（或）舒张压 ≥110 mmHg 称为重度妊娠期高血压。妊娠高血压多可于产后 12 周内恢复正常，但各种类型妊娠高血压疾病可能出现进展或相互转化，因此应对高风险患者严格进行观察随访，做好早期预防和预警。对于分娩后血压仍不能恢复的患者应诊断为慢性高血压。

2）子痫前期-子痫

子痫前期指妊娠 20 周后孕妇出现高血压，同时合并有下列任意一项：尿蛋白定量 ≥0.3 g/24 h，或尿蛋白 / 肌酐比值 ≥ 0.3，或随机尿蛋白 ≥（+）（无条件进行蛋白定量时的检查方法）；无蛋白尿但伴有以下任何一种器官或系统受累：心、肺、肝、肾等重要器官，或血液系统、消化系统、神经系统的异常改变，胎盘-胎儿受到累及等，可诊断为子痫前期。子痫前期也可发生在产后。

血压和（或）尿蛋白水平持续升高，或孕妇器官功能受累或出现胎盘-胎儿并发症，是子痫前期病情进展的表现，子痫前期合并出现以下情况可诊断重度子痫前期：出现下述任一表现为重度子痫前期：①血压持续升高不可控制：收缩压 ≥ 160 mmHg 和（或）舒张压 ≥ 110 mmHg；②持续性头痛、视觉障碍或其他中枢神经系统异常表现；③持续性上腹部疼痛及肝包膜下血肿或肝破裂表现；④转氨酶水平异常：血丙氨酸转氨酶（alanine aminotransferase，ALT）或天冬氨酸转氨酶（aspartate aminotransferase，AST）

水平升高；⑤肾功能受损：尿蛋白定量 >2.0 g/24 h；少尿（24 h 尿量 <400 mL，或每小时尿量 <17 mL），或血肌酐水平 >106 μmol/L；⑥低蛋白血症伴腹水、胸水或心包积液；⑦血液系统异常：血小板计数呈持续性下降并低于 100×109/L；微血管内溶血，表现有贫血、血乳酸脱氢酶（lactate dehydrogenase，LDH）水平升高或黄疸；⑧心功能衰竭；⑨肺水肿；⑩胎儿生长受限或羊水过少、胎死宫内、胎盘早剥等。需在妊娠 34 周前因子痫前期终止妊娠者定义为早发子痫前期。

子痫指在子痫前期的基础上，发生不能用其他原因解释的强直性抽搐，可发生在产前、产时或产后；部分患者首发症状也可表现为头痛、视力障碍、上腹部疼痛以及反射亢进等，而无明显临床子痫前期表现时，诊断需依赖实验室辅助检查及病史询问，并排除其他继发性原因。

3）妊娠合并慢性高血压

妊娠合并慢性高血压指既往或孕 20 周前诊断有原发性或继发性高血压同时合并有妊娠，表现形式及病因可有不同，妊娠期无明显进行性或急性加重及靶器官受损；或孕 20 周后诊断高血压，在妊娠结束后 12 周仍存在血压升高的孕产妇。

4）慢性高血压合并子痫前期

既往诊断慢性高血压的孕妇，妊娠 20 周前无蛋白尿，妊娠 20 周后出现尿蛋白定量 ≥ 0.3 g/24 h 或随机清洁中段尿尿蛋白 ≥（+），并排除尿少、尿比重增高时的混淆；或妊娠 20 周前有蛋白尿，妊娠 20 周后尿蛋白量明显增加；或出现血压进一步升高等上述重度子痫前期的任何一项表现。慢性高血压孕产妇同时合并有重度子痫前期靶器官受累等临床表现时，均应按重度子痫前期处理。

本章整理了常见特殊类型高血压的基本定义，在后续章节中将分别对特殊类型高血压的治疗进行详述。特殊类型高血压的不同发病诱因及机制各有不同，明确相关概念及病因对于临床工作意义重大。希望通过本节内容能够为临床诊疗带来一定帮助，协助临床医生通过早期识别、早期诊断、早期制订干预策略，进一步降低高血压所致心血管相关疾病的发生风险，改善特殊类型高血压患者整体预后。

（陆军军医大学大坪医院　刘运畅）

11 | 特殊人群高血压

11.1 儿童和青少年高血压

11.1.1 流行病学特点

儿童与青少年（指18岁以下人群）时期发生的高血压，以原发性高血压为主，多数表现为血压水平的轻度升高。美国NHANES对儿童青少年高血压的患病情况进行了调查，这些调查指出儿童青少年高血压的患病率逐年升高，包括高血压及高血压前期。患有高血压的儿童青少年中，男孩（15%～19%）显著多于女孩（7%～12%），青少年高于更年轻的儿童。我国2010年的研究报告指出在7～17岁的中小学生中，男生的高血压患病率为16.1%，而女生的患病率为12.9%。两项研究都共同指出肥胖是青少年高血压的重要的危险因素，此外还包括遗传史以及孕期不良刺激、睡眠不足以及体力活动不足等。

以上的调查研究主要给予单次测量的结果，但是在临床实践及重复测量血压的情况中，确诊高血压的患病率要低一些，因此真实的儿童青少年高血压发生率约为3.5%。高血压前期包括血压在90～94百分位数或者血压在120/80 mmHg与130/80 mmHg之间的青少年，发病率为2.2%～3.5%，而在超重和肥胖中的儿童和青少年高血压发病率更高。

许多研究都已经证实了儿童青少年时期血压升高，会显著增加成年后高血压及代谢综合征的发病率。最近有一项研究发现，血压升高的儿童青少年会每年以7%的速率进展成高血压。此外，年轻的高血压病人更容易加速血管的老化，尸检和影像学研究都证实了年轻人群中血压相关的心血管损伤。

11.1.2 儿童青少年高血压的定义

由于缺乏足够的预后数据，现在青少年高血压的定义主要是基于儿童正常血压的分布来确定。成长中的儿童青少年，身高、年龄、性别是血压的重要影响因素。因此，正常血压水平应该根据年龄、性别和身高进行分层（中国人群3～17岁年龄和身高的血压参照标准见附表），"正常血压"被定义为 SBP 及 DBP 小于 90 百分位数（基于年龄、性别、身高的百分位数）。高血压前期被定义为 ≥ 90 百分位数而小于 95 百分位数或 ≥ 120/80 mmHg。儿童青少年高血压分为 2 级，1 级高血压：第 95 ~ 99 百分位 +5 mmHg；2 级高血压：≥ 第 99 百分位 +5 mmHg。

为方便临床医生快速对高血压患儿进行诊断，2018 修订版《中国高血压防治指南》建议首先用简化后的公式标准进行初步判断，对于可疑的高血压患儿再进一步查阅表格进行诊断（表 11.1）。

表 11.1　中国 3~17 岁儿童青少年高血压筛查的简化公式标准（mmHg）

性别	SBP	DBP
男	100+2 × 年龄	65+ 年龄
女	100+1.5 × 年龄	65+ 年龄

11.1.3　血压的测量

儿童和青少年在同一日的血压或不同日的血压都有着较大的变异性，其原因可能与紧张、焦虑等因素有关。甚至有研究发现，青少年只有 56% 的受试者 3 次不同次的测量结果均在同一个高血压的分级区间。因此，在诊断高血压前多次进行血压测量是有必要的。血压的测量一般采用听诊法进行测量，测量一般选取右臂血压，除非患者主动脉弓解剖异常（如主动脉缩窄或右锁骨下动脉异常），此外，袖带大小的选择也影响血压测量的准确性。准确的血压测量需要使用合适尺寸的袖带，儿科诊室应该配备各种尺寸的袖带，包括用于严重肥胖儿童青少年和青少年大腿的袖带，袖带长度应为上臂周长的 80% ~ 100%，宽度至少为其 40%。如果初次测量的血压大于 90 百分位数，则应进行 2 次额外的测量，并取平均值。

当儿童和青少年测量血压在正常高值超过一年或者 3 次诊室就诊均被诊断高血压，则应该进行动态血压监测。动态血压一般建议用于 5 岁以上的儿童。此外，对于高风险的儿童青少年，应常规进行动态血压监测，以评估高血压严重程度以及明确是否有血压节律的异常。

11.1.4　诊断性评估

对儿童原发性高血压的诊断性评估包括 4 个方面：①评估血压水平的真实性，进行高血压程度分级；②排除继发性高血压；③检测与评估靶器官损害及程度；④评估糖尿病等其他合并症。根据评估结果，制订相应的治疗计划。

血压管理流程如图 11.1 所示。

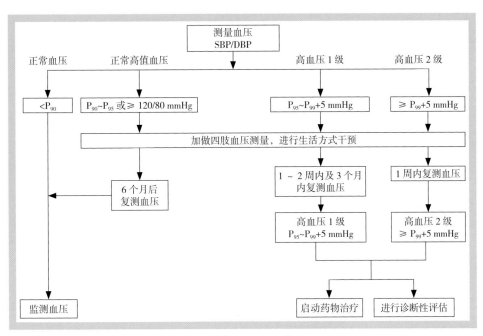

图 11.1 儿童青少年血压管理流程图

1）正常血压

如果血压在正常范围内（如小于90百分位数），则可以在下次例行体检时再次测量。

2）正常高值

如果血压读数在正常高值，则推荐进行生活方式的干预（如健康饮食、睡眠、体育锻炼）。血压的测量应该在6个月内用听诊的方式重复测量。必要时进行营养和体重的管理。如果在6个月后，血压仍然持续在正常高值，四肢的血压都应该被重新测量，同时应该再次进行生活方式的评估，血压应该在6个月内再次用听诊的方式进行测量。

3）1级高血压

如果血压水平在1级高血压的水平，患者没有症状，则进行改善生活方式的干预，并在1~2周内用听诊的方式重新测量血压。如果血压读数仍然在1级高血压，则应该加做四肢血压的测量，血压也应该在3个月内用听诊的方式重新测量，必要时进行营养和体重管理。如果血压仍持续在1级高血压水平，有条件应进行动态血压监测，并进行诊断性评估，此时应该启动药物治疗。

4）2级高血压

如果血压读数为2级高血压，则应该加做四肢血压的测量，同时启动生活方式的干预，血压也应该在1周内用听诊的方式重新测量。如果血压读数仍持续在2级高血压水平，应该诊断性评估并进行动态血压监测，同时也应开始药物治疗。如果2级高血压的患者有相关症状，或者血压超过 95 百分位数 30 mmHg（或大于 180/120 mmHg），应该立即入院治疗。

11.1.5 原发与继发的高血压

原发性高血压是儿童及青少年高血压中主要的高血压类型。罹患高血压的儿童的普遍特征主要有：大龄儿童（大于 6 岁），阳性家族史，超重或肥胖，血压升高的程度在原发和继发高血压中没有显著差异，但舒张压升高可能更多地与继发性高血压有关，而收缩压升高可能与原发性高血压更相关。儿童青少年继发性高血压的原因主要有：肾脏和（或）肾血管因素、心血管因素（包括主动脉缩窄）、内分泌因素、环境暴露因素（如铅、镉、汞等）、神经纤维瘤、药品相关的因素等（表 11.2）。

表 11.2　儿童青少年常见的继发性高血压病因

继发性高血压	描述
肾性 / 肾血管性高血压	儿童青少年最常见的继发性高血压
心源性高血压	包括主动脉缩窄等
内分泌异常引起的高血压	副神经节瘤、先天性肾上腺皮质增生症、家族性醛固酮增多症、Liddle 综合征
环境因素暴露引起的高血压	长期暴露于环境中的铅、钙、汞等
神经纤维瘤	Ⅰ型神经纤维瘤也被称为冯·雷克林豪森病
药物相关性	中枢神经激动剂、皮质醇类，以及含有伪麻黄碱、非甾体抗炎药等
单基因高血压	如Ⅰ型家族性醛固酮增多症、糖皮质激素可治性醛固酮增多症、Liddle 综合征等

11.1.6 靶器官损伤

30%~40% 的儿童在被诊断为高血压时已经出现靶器官损害的早期改变，以左心室构型改变为主，心脏超声是评估儿童高血压引起左心室损害的重要工具。其他改变包括血管内膜中层增厚、大中动脉弹性降低、肾脏功能下降和眼底动脉硬化。年轻人血压升高也会引起心脏、血管结构和功能的改变，因此对于需要药物干预的高血压需要进行心脏损伤相关的评估（左心室质量、结构以及功能等），对于未经治疗的持续高血压或者已经有左室结构和功能改变的患者，需要 6~12 个月复查心脏超声以监测器官损害的进展情况。对于 2 级高血压、继发性高血压、尚未控制的慢性 1 级高血压患者，每年均应完善心脏超声及血管检查以评估心脏血管损伤情况。

11.1.7 儿童青少年高血压治疗

儿童青少年高血压治疗的目的旨在控制血压以降低靶器官损害和降低成年后高血

压及其相关心血管疾病的风险，儿童青少年血压控制的标准为小于第 90 百分位或小于 130/80 mmHg，取二者数值较低者。

所有血压升高的儿童青少年均应进行生活方式的干预，并鼓励进行体育锻炼。儿童高血压的药物治疗原则是从小剂量、单一用药开始，同时兼顾个体化，根据血压水平调整治疗方案，必要时可联合用药治疗。儿童青少年首选的降压药物主要有 ACEI/ARB 类（如培哚普利）、CCB 类（如氨氯地平）、噻嗪类利尿剂（如氨苯蝶啶、氢氯噻嗪等），对于合并有慢性肾脏疾病、糖尿病等的儿童青少年则建议首选 ACEI/ARB。β 受体阻滞剂不良反应相对较多，且缺乏改善预后的证据，因此不推荐作为儿童高血压的初始治疗药物。

11.2 老年高血压

11.2.1 流行病学特点

高血压是老年人罹患脑卒中、心肌梗死等心脑血管疾病甚至死亡的重要危险因素，而且患病率有逐年上升的趋势。目前超过半数的老年人患有高血压，而在大于 80 岁的高龄人群中，高血压的患病率更是接近 90%。

11.2.2 老年高血压的定义

目前国内外对于老年高血压的定义为：年龄 ≥ 65 岁；在未使用降压药物的情况下，非同日 3 次测量血压，收缩压 ≥ 140 mmHg 和（或）舒张压 ≥ 90 mmHg。而曾经诊断高血压且正在接受降压药物治疗的老年人，即使血压在正常范围，也应该诊断为老年高血压。老年高血压的分级与一般成年人相同。

11.2.3 老年高血压的特点

随年龄增长，大动脉弹性下降，动脉僵硬度增加，造成老年高血压患者收缩压升高、舒张压降低、脉压增加；压力感受器反射敏感性和 β 肾上腺素能系统反应性降低，血压调节功能受损，造成老年人血压易受诸如体位、进食、温度等影响，出现血压变异性增大，同时肾脏维持离子平衡能力下降。老年人血压神经 - 体液调节能力下降，表现为容量负荷增多和血管外周阻力增加。

11.2.4 老年高血压的治疗

老年高血压的治疗目标是保护靶器官，降低心脑血管事件及死亡风险。对于年龄 ≥ 65 岁且 <80 岁的老年人，降压目标值应 <140/90 mmHg；对于年龄 ≥ 80 岁的高龄患者，应先将血压降至 150/90 mmHg，如能耐受，则进一步将血压降至 <140/90 mmHg。对于

衰弱的高龄高血压患者，收缩压应尽量不低于 130 mmHg。

所有老年高血压患者的治疗均应进行生活习惯的改善，包括健康饮食、规律运动、戒烟限酒、保持理想体重及体型、改善睡眠、注意保暖等。

治疗老年高血压的药物主要有利尿剂类、ACEI/ARB 类、CCB 类药物。对于老年高血压患者的用药应从小剂量开始，根据需要逐步增加剂量；对于大多数高于靶目标值 20 mmHg 以上的老年患者，起始治疗可采用两药联合，但对于衰弱的老年人和大于 80 岁的高龄老年人不推荐初始联合治疗；如单药治疗效果不满意可以联用两种或多种降压药物。

11.3 高血压与妊娠

妊娠高血压在全球怀孕女性中有 5.2%~8.2% 的患病率，而我国的患病率为 5.22%~5.57%。妊娠期高血压不仅在母体中可能增加胎盘早剥、多器官功能衰竭、DIC 等风险，同时也增加胎儿宫内发育迟缓、早熟甚至胎死宫内。

妊娠期高血压的诊断标准为收缩压 ≥ 140 mmHg 和（或）舒张压 ≥ 90 mmHg。妊娠期高血压根据血压升高的程度可分为轻度 [（140~159）/（90~109）mmHg] 和重度（≥ 160/110 mmHg）。

此外，妊娠期高血压可以分为两大类：孕 20 周之前诊断的高血压和孕 20 周后诊断的高血压，而这两大类又各自可以分为三小类。孕 20 周前诊断的高血压分为以下三类：①慢性高血压（包括原发性高血压及继发性高血压），指在孕 20 周前已经存在的高血压，大多数病例都是原发性高血压，这些病例通常有家族史以及通常伴有超重或肥胖；②白大衣高血压，是指在诊室测得血压升高（ ≥ 140/90 mmHg），但在家测量血压正常（<135/85 mmHg），有研究认为白大衣高血压也并不完全是良性的，因为它可能增加子痫前期的风险；③隐匿性高血压，隐匿性高血压是指血压在诊室测量正常，但在其他时间却是升高的，主要是通过 24 h 动态血压监测进行确诊，尽管隐匿性高血压也属于慢性高血压的一种，但其发病率却并不清楚。当患者不明原因出现一些高血压相关的靶器官损伤（如不能解释的慢性肾病、左心室肥厚等），需要排查此类型高血压。孕 20 周后诊断的高血压分为以下三类：①一过性妊娠期高血压：指在中期或晚期妊娠发生的高血压，这种高血压通常在诊室发现血压升高，但再重复测量时又恢复正常。40% 的一过性高血压可能发展成真性妊娠期高血压或子痫。因此，对这类患者应该严格进行随访。②妊娠期高血压：指在 20 周后新发的持续性高血压，且不合

并子痫前期的相关特征，然而 25% 的妊娠期高血压可能进展成子痫前期。③子痫前期（包括新发的或是在慢性高血压基础上继发的）：指在孕 20 周后妊娠期高血压基础上伴发有以下新发的症状：蛋白尿、其他器官（肾、肝、神经、血液系统等）功能障碍、子宫胎盘功能障碍等（图 11.2）。

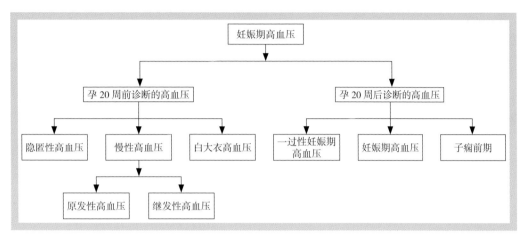

图 11.2　妊娠期高血压的分类

11.3.1　血压测量

孕期血压应该在坐位的情况下，选择合适的袖带在心脏水平进行测量，人工听诊测量的方法仍然是孕期血压测量的金标准，因为自动测量装置倾向于低估血压。动态血压优于诊室血压的测量，且有着更高的精确度和对妊娠结局的预测。同时动态血压监测还能避免对白大衣高血压的过度治疗。

11.3.2　妊娠期高血压的临床管理

1）非药物治疗

妊娠期高血压的孕妇应注意放松情绪，保证充足的休息和睡眠时间，适当运动，在饮食上注意营养丰富和均匀。另外，建议妊娠期高血压患者应适度限盐，推荐每日食盐摄入量控制在 6 g 以下，但过度限制可能导致血容量减少而对胎儿产生不利影响。体质指数增长应保持在孕妇推荐的合理范围。

2）药物治疗

药物治疗的目的是预防心脑血管意外和胎盘早剥等严重母胎风险，且药物的选择必须对胎儿安全。

妊娠期高血压的药物起始治疗时机：①血压持续高于 140/90 mmHg 的患者，是否有靶器官损害均建议生活方式干预同时启动药物治疗，如合并有靶器官损害，还应严密监测血压及靶器官损害情况，降压的目标值应为收缩压低于 140 mmHg，舒张压低于

85 mmHg。为保证子宫 - 胎盘血流灌注,孕妇血压不应低于 130/80 mmHg。②对于血压高于 160/110 mmHg 的重度高血压患者,应入院治疗并接受紧急降压处理。

如果在孕前就有慢性高血压的女性,可以继续当前的降压治疗方案,但 ACEI、ARB、直接肾素抑制剂等对胎儿和新生儿有害,故不建议用于妊娠期或备孕妇女,而甲基多巴、拉贝洛尔以及 CCB 类的药物可以被用于妊娠期高血压(表 11.3)。β 受体阻滞剂可能引起胎儿心动过缓,因此如果需要使用,β 受体阻滞剂的种类和剂量需要谨慎选择,其中应尤其避免使用阿替洛尔。由于利尿剂可能引起血容量减少,一般情况应避免利尿剂的使用。对于有尿蛋白以及严重高血压或有神经系统症状高血压的子痫前期女性,应该接受硫酸镁治疗来预防惊厥的发生。

表 11.3 妊娠期高血压口服降压药物的选择

建议方案	口服降压药物	对母胎可能的危害
可用	甲基多巴、拉贝洛尔、CCB 类药物	
慎用	β 受体阻滞剂	可能引起胎儿心动过缓,尤其避免使用阿替洛尔
	利尿剂	可能引起孕妇血容量减少及羊水减少
禁用	ACEI/ARB/ 直接肾素抑制剂	对胎儿和新生儿有害

对于合并重度高血压或者子痫前期孕妇,需要使用静脉药物降压时,可考虑使用拉贝洛尔、乌拉地尔、尼卡地平、酚妥拉明、硝普纳等药物。静脉降压药物需从小剂量开始,在使用过程中应严密监测孕妇血压及其他生命体征和胎儿宫内情况。

(陆军军医大学大坪医院 王红勇)

附表　中国 3~17 岁儿童每岁、身高对应的血压标准

附表 1　男童血压标准

年龄 / 岁	身高百分位值	身高范围 /cm	SBP/mmHg				DBP/mmHg			
			50 th	90 th	95 th	99 th	50 th	90 th	95 th	99 th
3	P_5	<96	88	99	102	108	54	62	65	72
	P_{10}	96 ~ 97	88	100	103	109	54	63	65	72
	P_{25}	98 ~ 100	89	101	104	110	54	63	66	72
	P_{50}	101 ~ 103	90	102	105	112	54	63	66	73
	P_{75}	104 ~ 106	91	103	107	113	55	63	66	73
	P_{90}	107 ~ 108	92	104	107	114	55	63	66	73
	P_{95}	≥ 109	93	105	108	115	55	63	66	73
4	P_5	<102	89	101	104	111	55	64	67	74
	P_{10}	102 ~ 104	90	102	105	111	55	64	67	74
	P_{25}	105 ~ 107	91	103	106	113	55	64	67	74
	P_{50}	108 ~ 110	92	104	108	114	56	64	67	74
	P_{75}	111 ~ 113	93	106	109	115	56	64	67	74
	P_{90}	114 ~ 116	94	107	110	117	56	65	68	75
	P_{95}	≥ 117	95	107	111	117	56	65	68	75
5	P_5	<109	92	104	107	114	56	65	68	75
	P_{10}	109 ~ 110	92	104	107	114	56	65	68	75
	P_{25}	111 ~ 113	93	105	109	115	56	65	68	75
	P_{50}	114 ~ 117	94	106	110	117	57	65	69	76
	P_{75}	118 ~ 120	95	108	111	118	57	66	69	76
	P_{90}	121 ~ 123	96	109	112	119	58	67	70	77
	P_{95}	≥ 124	97	110	113	120	58	67	70	77
6	P_5	<114	93	105	109	115	57	66	69	76
	P_{10}	114 ~ 116	94	106	110	116	57	66	69	76
	P_{25}	117 ~ 119	95	107	111	117	58	66	69	77
	P_{50}	120 ~ 123	96	108	112	119	58	67	70	78
	P_{75}	124 ~ 126	97	110	113	120	59	68	71	78
	P_{90}	127 ~ 129	98	111	115	121	59	69	72	79
	P_{95}	≥ 130	99	112	116	123	60	69	73	80
7	P_5	<118	94	106	110	117	58	67	70	77
	P_{10}	118 ~ 120	95	107	111	118	58	67	70	78
	P_{25}	121 ~ 123	96	108	112	119	59	68	71	78

续表

年龄/岁	身高百分位值	身高范围/cm	SBP/mmHg				DBP/mmHg			
			50 th	90 th	95 th	99 th	50 th	90 th	95 th	99 th
7	P_{50}	124 ~ 127	97	110	113	120	59	68	72	79
	P_{75}	128 ~ 131	98	112	115	122	60	70	73	81
	P_{90}	132 ~ 135	100	113	117	124	61	71	74	82
	P_{95}	≥ 136	100	114	117	125	62	71	74	82
8	P_5	<121	95	108	111	118	59	68	71	78
	P_{10}	121 ~ 123	95	108	112	119	59	68	71	79
	P_{25}	124 ~ 127	97	110	113	120	60	69	72	80
	P_{50}	128 ~ 132	98	111	115	122	61	70	73	81
	P_{75}	133 ~ 136	99	113	117	124	62	71	74	82
	P_{90}	137 ~ 139	101	114	118	125	62	72	75	83
	P_{95}	≥ 140	102	115	119	127	63	73	76	84
9	P_5	<125	96	109	112	119	60	69	72	80
	P_{10}	125 ~ 128	96	109	113	120	60	69	73	80
	P_{25}	129 ~ 132	98	111	115	122	61	71	74	82
	P_{50}	133 ~ 137	99	113	117	124	62	72	75	83
	P_{75}	138 ~ 142	101	115	119	126	63	73	76	84
	P_{90}	143 ~ 145	102	116	120	128	64	73	77	85
	P_{95}	≥ 146	103	117	121	129	64	74	77	85
10	P_5	<130	97	110	114	121	61	70	74	81
	P_{10}	130 ~ 132	98	111	115	122	62	71	74	82
	P_{25}	133 ~ 137	99	113	116	124	62	72	75	83
	P_{50}	138 ~ 142	101	115	119	126	63	73	77	85
	P_{75}	143 ~ 147	102	117	120	128	64	74	77	85
	P_{90}	148 ~ 151	104	118	122	130	64	74	77	86
	P_{95}	≥ 152	105	119	123	131	64	74	77	86
11	P_5	<134	98	111	115	122	62	72	75	83
	P_{10}	134 ~ 137	99	112	116	124	63	72	76	84
	P_{25}	138 ~ 142	100	114	118	126	64	73	77	85
	P_{50}	143 ~ 148	102	116	120	128	64	74	78	86
	P_{75}	149 ~ 153	104	119	123	130	64	74	78	86
	P_{90}	154 ~ 157	106	120	124	132	64	74	78	86
	P_{95}	≥ 158	106	121	125	133	64	74	78	86

年龄/岁	身高百分位值	身高范围/cm	SBP/mmHg				DBP/mmHg			
			50 th	90 th	95 th	99 th	50 th	90 th	95 th	99 th
12	P_5	<140	100	113	117	125	64	73	77	85
	P_{10}	140 ~ 144	101	115	119	126	64	74	78	86
	P_{25}	145 ~ 149	102	117	121	128	65	75	78	86
	P_{50}	150 ~ 155	104	119	123	131	65	75	78	86
	P_{75}	156 ~ 160	106	121	125	133	65	75	78	86
	P_{90}	161 ~ 164	108	123	127	135	65	75	78	87
	P_{95}	≥ 165	108	124	128	136	65	75	78	87
13	P_5	<147	102	116	120	128	65	75	78	86
	P_{10}	147 ~ 151	103	117	121	129	65	75	78	87
	P_{25}	152 ~ 156	104	119	123	131	65	75	79	87
	P_{50}	157 ~ 162	106	121	125	133	65	75	79	87
	P_{75}	163 ~ 167	108	123	128	136	65	75	79	87
	P_{90}	168 ~ 171	110	125	130	138	66	76	79	87
	P_{95}	≥ 172	110	126	130	139	66	76	79	88
14	P_5	<154	103	118	122	130	65	75	79	87
	P_{10}	154 ~ 157	104	119	124	132	65	75	79	87
	P_{25}	158 ~ 162	106	121	125	133	65	75	79	87
	P_{50}	163 ~ 167	108	123	128	136	65	75	79	87
	P_{75}	168 ~ 172	109	125	130	138	66	76	79	88
	P_{90}	173 ~ 176	111	127	131	140	66	76	80	88
	P_{95}	≥ 177	112	128	133	141	67	77	80	89
15	P_5	<158	105	120	124	132	65	76	79	87
	P_{10}	158 ~ 161	106	121	125	133	65	76	79	87
	P_{25}	162 ~ 166	107	122	127	135	66	76	79	88
	P_{50}	167 ~ 170	109	124	128	137	66	76	80	88
	P_{75}	171 ~ 174	110	126	131	139	66	77	80	89
	P_{90}	175 ~ 178	112	128	132	141	67	77	81	89
	P_{95}	≥ 179	113	129	133	142	67	77	81	90
16	P_5	<161	105	121	125	133	66	76	79	88
	P_{10}	161 ~ 164	106	121	126	134	66	76	79	88
	P_{25}	165 ~ 168	107	123	127	136	66	76	80	88
	P_{50}	169 ~ 172	109	125	129	138	66	76	80	88

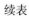

续表

年龄/岁	身高百分位值	身高范围/cm	SBP/mmHg				DBP/mmHg			
			50 th	90 th	95 th	99 th	50 th	90 th	95 th	99 th
	P_{75}	173 ~ 176	111	126	131	140	67	77	80	89
16	P_{90}	177 ~ 179	112	128	133	141	67	77	81	90
	P_{95}	≥ 180	113	129	134	142	67	78	81	90
	P_5	<163	106	121	126	134	66	76	80	88
	P_{10}	163 ~ 165	107	122	126	135	66	76	80	88
	P_{25}	166 ~ 169	108	124	128	136	66	76	80	88
17	P_{50}	170 ~ 173	109	125	130	138	67	77	80	89
	P_{75}	174 ~ 177	111	127	131	140	67	77	81	89
	P_{90}	178 ~ 180	112	129	133	142	67	78	81	90
	P_{95}	≥ 181	113	129	134	143	68	78	82	90

附表 2 女童血压标准

年龄/岁	身高百分位值	身高范围/cm	SBP/mmHg				DBP/mmHg			
			50 th	90 th	95 th	99 th	50 th	90 th	95 th	99 th
	P_5	<95	87	99	102	108	55	63	67	74
	P_{10}	95 ~ 96	88	99	103	109	55	63	67	74
	P_{25}	97 ~ 99	88	100	103	110	55	64	67	74
3	P_{50}	100 ~ 102	89	101	104	111	55	64	67	74
	P_{75}	103 ~ 105	90	102	105	112	55	64	67	74
	P_{90}	106 ~ 107	91	103	106	113	55	64	67	75
	P_{95}	≥ 108	91	103	107	113	56	64	67	75
	P_5	<101	89	101	105	111	56	64	67	75
	P_{10}	101 ~ 103	89	101	105	111	56	64	67	75
	P_{25}	104 ~ 106	90	102	106	112	56	64	67	75
4	P_{50}	107 ~ 109	91	103	107	113	56	64	67	75
	P_{75}	110 ~ 112	92	104	107	114	56	65	68	75
	P_{90}	113 ~ 114	93	105	109	115	56	65	68	76
	P_{95}	≥ 115	93	105	109	115	56	65	68	76
	P_5	<108	91	103	106	113	56	65	68	76
	P_{10}	108 ~ 109	91	103	107	113	56	65	68	76
5	P_{25}	110 ~ 112	92	104	107	114	56	65	68	76
	P_{50}	113 ~ 116	93	105	109	115	57	65	68	76

续表

年龄/岁	身高百分位值	身高范围/cm	SBP/mmHg				DBP/mmHg			
			50 th	90 th	95 th	99 th	50 th	90 th	95 th	99 th
5	P75	117 ~ 119	93	106	109	116	57	66	69	77
	P90	120 ~ 122	94	107	111	117	58	66	70	77
	P95	≥ 123	95	108	111	118	58	67	70	78
6	P5	<113	92	104	108	115	57	65	69	76
	P10	113 ~ 114	92	105	108	115	57	66	69	77
	P25	115 ~ 118	93	106	109	116	57	66	69	77
	P50	119 ~ 121	94	107	110	117	58	67	70	78
	P75	122 ~ 125	95	108	112	118	58	67	71	79
	P90	126 ~ 128	96	109	113	119	59	68	71	79
	P95	≥ 129	97	110	114	121	59	69	72	80
7	P5	<116	93	105	109	115	57	66	69	77
	P10	116 ~ 118	93	106	109	116	57	66	69	77
	P25	119 ~ 122	94	107	110	117	58	67	70	78
	P50	123 ~ 126	95	108	112	119	59	68	71	79
	P75	127 ~ 130	96	109	113	120	59	69	72	80
	P90	131 ~ 133	97	111	114	122	60	69	73	81
	P95	≥ 134	98	112	115	122	61	70	73	82
8	P5	<120	94	106	110	116	58	67	70	78
	P10	120 ~ 122	94	107	111	117	58	67	71	79
	P25	123 ~ 126	95	108	112	119	59	68	71	79
	P50	127 ~ 131	96	109	113	120	60	69	72	80
	P75	132 ~ 135	98	111	115	122	61	70	73	82
	P90	136 ~ 138	99	112	116	123	61	71	74	83
	P95	≥ 139	100	113	117	124	62	71	75	83
9	P5	<124	95	108	111	118	59	68	71	79
	P10	124 ~ 127	95	108	112	119	59	68	72	80
	P25	128 ~ 132	97	110	113	120	60	69	73	81
	P50	133 ~ 136	98	111	115	122	61	71	74	82
	P75	137 ~ 141	100	113	117	124	62	72	75	84
	P90	142 ~ 145	101	114	118	125	63	72	76	84
	P95	≥ 146	102	115	119	126	63	73	76	85

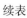

续表

年龄/岁	身高百分位值	身高范围/cm	SBP/mmHg				DBP/mmHg			
			50 th	90 th	95 th	99 th	50 th	90 th	95 th	99 th
	P_5	<130	96	109	113	120	60	69	73	81
	P_{10}	130～133	97	110	114	121	61	70	73	82
	P_{25}	134～138	99	112	116	123	62	71	75	83
10	P_{50}	139～143	100	113	117	124	63	72	76	84
	P_{75}	144～147	101	115	119	126	63	73	76	85
	P_{90}	148～151	103	116	120	128	63	73	77	85
	P_{95}	≥152	103	117	121	129	64	73	77	86
	P_5	<136	98	112	115	122	62	71	75	83
	P_{10}	136～139	99	113	116	123	62	72	75	84
	P_{25}	140～144	101	114	118	125	63	73	76	85
11	P_{50}	145～149	102	116	120	127	64	73	77	86
	P_{75}	150～154	103	117	121	128	64	74	77	86
	P_{90}	155～157	104	118	122	129	64	74	77	86
	P_{95}	≥158	104	118	122	130	64	74	77	86
	P_5	<142	100	113	117	124	63	73	76	85
	P_{10}	142～145	101	114	118	125	63	73	77	85
	P_{25}	146～150	102	116	120	127	64	74	77	86
12	P_{50}	151～154	103	117	121	129	64	74	78	86
	P_{75}	155～158	104	118	122	130	64	74	78	87
	P_{90}	159～162	105	119	123	130	64	74	78	87
	P_{95}	≥163	105	119	123	131	64	74	78	87
	P_5	<147	101	115	119	126	64	74	77	86
	P_{10}	147～149	102	116	120	127	64	74	78	87
	P_{25}	150～153	103	117	121	128	64	74	78	87
13	P_{50}	154～157	104	118	122	129	65	74	78	87
	P_{75}	158～161	105	119	123	130	65	74	78	87
	P_{90}	162～164	105	119	123	131	65	74	78	87
	P_{95}	≥165	105	119	123	131	65	75	78	87
	P_5	<149	102	116	120	127	65	74	78	87
	P_{10}	149～152	103	117	121	128	65	75	78	87
14	P_{25}	153～155	104	118	122	129	65	75	78	87
	P_{50}	156～159	104	118	122	130	65	75	78	87
	P_{75}	160～163	105	119	123	130	65	75	78	87

年龄/岁	身高百分位值	身高范围/cm	SBP/mmHg				DBP/mmHg			
			50 th	90 th	95 th	99 th	50 th	90 th	95 th	99 th
14	P_{90}	164 ~ 166	105	119	123	131	65	75	79	87
	P_{95}	≥ 167	106	120	124	131	65	75	79	88
15	P_5	<151	103	116	120	128	65	75	79	87
	P_{10}	151 ~ 152	103	117	121	128	65	75	79	88
	P_{25}	153 ~ 156	104	118	122	129	65	75	79	88
	P_{50}	157 ~ 160	105	119	123	130	65	75	79	88
	P_{75}	161 ~ 163	105	119	123	131	65	75	79	88
	P_{90}	164 ~ 166	105	120	124	131	65	75	79	88
	P_{95}	≥ 167	106	120	124	131	65	75	79	88
16	P_5	<151	103	117	121	128	65	75	79	88
	P_{10}	151 ~ 153	103	117	121	129	65	75	79	88
	P_{25}	154 ~ 157	104	118	122	130	65	75	79	88
	P_{50}	158 ~ 160	105	119	123	130	65	75	79	88
	P_{75}	161 ~ 164	105	119	123	131	66	76	79	88
	P_{90}	165 ~ 167	106	120	124	131	66	76	79	88
	P_{95}	≥ 168	106	120	124	132	66	76	79	88
17	P_5	<152	103	117	121	129	66	76	79	88
	P_{10}	152 ~ 154	104	118	122	129	66	76	79	89
	P_{25}	155 ~ 157	104	118	122	130	66	76	80	89
	P_{50}	158 ~ 161	105	119	123	130	66	76	80	89
	P_{75}	162 ~ 164	105	119	124	131	66	76	80	89
	P_{90}	165 ~ 167	106	120	124	132	66	76	80	89
	P_{95}	≥ 168	106	120	124	132	66	76	80	89

12 | 生活方式的改善

选择健康的生活方式可以预防或者延迟高血压的发生，并且可以减少心血管事件风险。有效的生活方式改善足以延迟甚至避免不合并器官功能损伤的一级高血压的药物治疗。但对于合并有器官功能损伤的高血压患者或者高心血管风险的患者，却不应推迟药物起始时间，不过健康的生活方式仍然可以增加降压药物的治疗效果。推荐的能降低血压的生活方式包括限盐、限制饮酒、健康的膳食、减重并维持理想的体重、规律的体育运动、戒烟等。

12.1 饮食限盐

钠盐的摄入与血压有着密切的关系，过量的钠盐摄入（大于 5 g/d 的钠盐）被证实有升高血压的作用，并且与高血压发病率的升高有着密切的联系。相反，限制钠盐的摄入在许多研究中均被证实具有降压作用。近来有一项 Meta 分析认为在普通人群中，每天降低 1.75 g 钠盐的摄入（相当于氯化钠 4.4 g/d）可以降低 4.18 mmHg 的收缩压和 2.06 mmHg 的舒张压；对高血压人群能更显著的降低血压（降低 5.39 mmHg 的收缩压以及 2.82 mmHg 的舒张压）。限盐的降压效应在黑人、老年人、合并有糖尿病、代谢综合征或者慢性肾病的患者中更加明显，在接受药物治疗的高血压患者中，限盐也可能降低降压药物使用的数量和剂量。2018 修订版《中国高血压防治指南》建议：为了预防高血压和降低高血压患者的血压，钠的摄入量减少至 2.4 g/d（相当于氯化钠 6 g）。钾摄入的增加与血压的降低有关，且可能具有保护作用。

12.2　限制饮酒

过度饮酒是一个很强的升压因素，酒精摄入量与高血压和心血管病风险呈正相关。一项 Meta 分析纳入 56 个流行病学研究，发现减少酒精摄入可能对心血管健康有益，因此建议饮酒的高血压患者限制饮酒，推荐的酒精摄入量应限制在男性每日 20 g 酒精以下，女性 15 g 酒精以下，且应避免酗酒。

12.3　膳食组成改变

建议高血压患者进食健康均衡的饮食，包含蔬菜、新鲜水果、低脂奶制品、全谷物、鱼、不饱和脂肪酸（尤其是橄榄油）等，以及少食红肉和饱和脂肪酸。地中海饮食包括许多这些食物以及少量摄入酒精（主要指随餐红酒），许多研究和 Meta 分析均发现地中海饮食与心血管事件和全因死亡率的降低相关，同时还可以显著降低血压、血糖、血脂水平。增加摄入高硝酸盐类的蔬菜可以降低血压，如多叶的蔬菜及甜菜根等。其他有益的食物和营养物包括富含高镁、钙、钾的食物，比如牛油果、坚果、种子、豆腐等。绿茶或者黑茶也可以显著降低血压，其他包括石榴汁、甜菜汁、可可等饮料也对血压和心血管有一定的益处。而含糖的饮料与肥胖、糖尿病、代谢综合征等有关，因此应该尽量避免摄入这类饮品。

12.4　减轻体重

体重过量的增加与高血压有关，而减重至理想的体重可以降低血压。在一项 Meta 分析中发现，每降低 5.1 kg 体重可以分别降低 4.4 mmHg 的收缩压和 3.6 mmHg 的舒张压，而过重和肥胖均与心血管死亡和全因死亡率有关。减重同样可以增强降压药物的效果及减少心血管事件风险。建议肥胖或者超重的高血压人群减轻体重，进而控制代谢综合征的危险因素。尽管最优的 BMI 尚不清楚，但维持一个健康的体重范围（BMI=18.5～23.9 kg/m^2）以及腰围（男性 <90 cm，女性 <85 cm）对于预防和控制高血压都有着重要的作用，国际高血压协会 2020 年的指南推荐腰围/身高比小于 0.5。

12.5　规律的体育锻炼

体育锻炼可以降低血压，尤其是SBP。流行病学研究提示规律的有氧运动有助于预防和治疗高血压，并降低心血管风险和死亡率。一项基于RCT研究的Meta分析提示持续有氧训练、动态抗阻训练及等长训练均可以降低SBP和DBP，降压程度分别为3.5/2.5 mmHg、1.8/3.2 mmHg和10.9/6.2 mmHg。耐力训练在高血压患者中有着更强的降压效果（8.3/5.2 mmHg），研究建议规律的有氧及抗阻练习可能对预防和治疗高血压均有益。每周5~7 d，每天30 min的适当的高强度有氧运动（步行、慢跑、骑车、瑜伽或者游泳）、高强度间歇训练、力量训练等都可以降低血压，建议每周进行2~3 d阻抗/力量训练。

12.6　戒　烟

吸烟是心血管疾病、慢性阻塞性肺疾病（chronic obstructive pulmonary disease，COPD）及肿瘤的主要危险因素，被动吸烟对疾病健康的影响也被多项证据所证实。用动态血压研究证实无论正常血压的吸烟人群还是未治疗的高血压吸烟人群，均比不吸烟的人群有更高的血压。戒烟可能是预防心脑血管疾病（卒中、心肌梗死及外周动脉疾病）最有效的生活方式改变。

另外，近年来也有研究证实精神压力的增大以及空气污染等情况，均与血压升高有关。因此，减轻精神压力、避免暴露于空气污染的环境，对于控制血压也可能有着积极的影响。

（陆军军医大学大坪医院　王红勇）

13 | 血压管理不只关乎血压值

长期以来，我们通常以诊所或家庭测量的血压来进行血压的监测及治疗反应的评估。虽然该方法简单易行，但血压是一个动态变化的生理指标，受到活动、情绪、环境及机体神经、内分泌等血压调控机制的影响而持续波动，单次测量难以全面反映血压的全貌。此外，血压还会随着昼夜更替、四季变换而发生周期性的规律波动。血压波动按照波动周期可分为瞬时波动（数秒到数分钟）、短时波动（24 h 内）、长时波动（数天到数周）及季节波动。血压的波动（变异）是机体通过内在的神经 - 内分泌等调节机制对外在的环境刺激因素所作出的反应。随着平均血压及年龄的增长，个体血压的变异度也随之增加，从而独立于平均血压水平而与高血压导致的靶器官损害（心、肾、脑）相关。

13.1 血压的短时变异及影响因素

早期血压变异性的研究通过有创血压测量每搏心跳中血压的变异性，而随着动态血压的普及，可以通过动态血压中的数据来反映血压的变异性。合格的动态血压监测应尽可能地确保监测时间覆盖全天，通常白天每 20 min 测量一次，夜晚睡眠期间每 30 min 测量一次，同时有效读数需在 70% 以上。根据动态血压中每次测量间血压的数值，利用公式可以计算出反映全天血压变异性的指标。这些指标包括血压变异标准差、血压变异系数、独立于均值的血压变异系数、实际变异均值、平均连续变异度、加权标准差，这些指标对于衡量血压波动性的临床价值各有其特点，其中血压变异标准差和变异系数最常见。研究表明，血压变异标准差和变异系数越高的高血压患者，其心脑血管事件的风险越高。但在校正平均血压的影响后，其对靶器官损害的预测价值消失，说明平均血压的控制较血压变异性更重要。血压负荷指数综合反映了动态血压曲线中脉压差与时间的乘积，研究发现，夜间血压负荷指数越高的患者，靶器官损害越重。因此，血压特别是夜间血压变异性越大、持续时间越长，预后越差。

13.2 血压的昼夜节律特点及临床意义

血压具有昼夜节律变化，动态血压研究发现，具有正常昼夜血压节律的患者，表现为"双峰一谷"的节律特点，即凌晨 2:00—3:00 血压降至最低，而清晨起床后出现血压明显升高（血压晨峰），上午 8:00—10:00 及下午 4:00—6:00 会再次出现血压的小高峰，而夜间血压较白天平均下降 10%~20%，全天的血压波动曲线类似于长柄"杓型"（图 13.1）。由于血压昼夜节律的存在，因此根据 24 h 动态血压诊断高血压的标准，日间血压标准为 ≥ 135/85 mmHg，而夜间血压标准却为 ≥ 120/70 mmHg。同时根据夜间血压相较于日间血压下降的幅度，将血压波动的昼夜节律分为以下类型：①杓型，夜间血压较日间下降 10%~20%；②非杓型，夜间血压下降幅度低于 10%；③超杓型，夜间血压降低超过 20%；④反杓型，夜间血压高于日间血压。

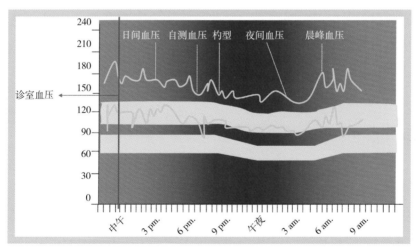

图 13.1　血压的昼夜节律

健康人的血压一般呈杓型分布，但在疾病状态下血压的昼夜节律紊乱，表现为非杓型。非杓型现象与夜间迷走神经冲动减弱和交感神经冲动增强相关。越来越多的临床研究结果表明，无论是高血压还是非高血压患者，非杓型血压的患者较杓型血压的患者高血压导致的靶器官损害、脑卒中及心血管疾病的发病率及死亡率更高。此外，血压的昼夜节律也会自发或受到生活方式、药物的干预而发生改变。35%~40% 的杓型血压患者能转化为非杓型，反之亦然。此外，生活规律也是影响夜间血压的重要因素，一般动态血压将晚 8:00—次日晨 6:00 划分为夜间时段，而实际上很多患者并未按照此时间段进行睡眠，因此血压的昼夜节律需结合睡眠时间来判断，按个人的睡眠和觉醒来划分白天和黑夜，即用"实际睡眠期血压"来替代"夜间血压"。

在高血压患者中，非杓型高血压患者占 40%~50%，同时族群分布亦有差异，非洲人群非杓型的比例显著高于亚洲及欧洲人群。非杓型高血压除与遗传相关外，还与夜间交感神经激活、水钠潴留及夜间睡眠差相关，特别是合并有夜间阻塞性睡眠呼吸暂停综合征（主要表现为打鼾）的患者，由于夜间睡眠过程中反复气道暂时阻塞导致呼吸暂停、一过性低氧血症及微觉醒，导致夜间血压升高。此外，非杓型高血压患者更容易合并有其他慢性疾病，如肥胖、糖尿病、慢性肾病及心血管疾病，因此死亡风险高于杓型高血压患者。同时非杓型高血压患者情感障碍（焦虑、抑郁）、认知功能降低的比例更高，其生活质量更低。

13.3　清晨高血压的临床特点

正常人在清晨血压有一定的升高，生理情况下，觉醒时的收缩压及舒张压通常比睡眠时增加 10%~20%。但是清晨血压异常升高则是血压节律受损的重要表现，大部分高血压患者清晨时段的血压上升幅度明显增加。清晨血压为清晨醒后 1 h 内、服药前、早餐前的家庭自测血压或动态血压记录的起床后 2 h 或 6:00—10:00（不同地区根据时区调整）的血压。清晨高血压指动态血压或家庭血压测量 ≥ 135/85 mmHg，或者诊室血压测量 ≥ 140/90 mmHg。

清晨高血压多见于老年人、高盐饮食、吸烟、饮酒、糖尿病及代谢综合征患者，因此合并以上危险因素的高血压患者均应评估有无清晨血压高峰。部分患者表现为晨峰型，特点是凌晨血压的突然升高（高于夜间平均血压的 30%），以中青年居多，原因在于中青年工作压力大、生活节奏快、通勤距离长，晨起后心情紧张及精神焦虑，故血压升高，且工作日的清晨血压高于休息日。部分患者则表现为夜间和凌晨血压均持续升高，以老年人多见，原因在于老年人常合并有夜间睡眠障碍、夜尿增多，故清晨的高血压是夜间血压升高的延续。清晨高血压除与本身的病理生理原因及危险因素相关外，更多的是血压管理不善所致，特别是所使用的降压药物无法覆盖全天的血压控制。

研究表明清晨血压和动脉硬化及左室肥厚等高血压的靶器官损害相关，即使已经接受降压治疗的患者，仍可观察到清晨高血压的靶器官损害，清晨收缩压每增高

10 mmHg，左室肥厚的风险增加 23%。同时，清晨高血压患者肾脏并发症（白蛋白尿、糖尿病肾病）的风险亦高于非清晨高血压患者。血压晨峰可独立于 24 h 平均血压水平预测卒中的发生，血压晨峰每升高 10 mmHg，卒中风险升高 1 倍以上。此外，脑卒中、心肌梗死及心脏性猝死等严重心脑血管事件亦常于清晨高发，这些事件的发生部分也与清晨高血压相关。

13.4 血压的季节变化

血压波动还受季节变化的影响。由于我国大部分地区处于亚热带气候区域，四季温差大，因而季节对血压的波动影响更大。除夜间血压外，家庭血压、诊所血压及动态血压均受到季节变化的影响。中国慢性病前瞻性研究发现，在浙江农村地区，最冷的一月和最热的七月相比，平均血压相差达 19.2/7.7 mmHg。室外气温每降低 10 ℃，血压平均升高 6.9/2.9 mmHg，男性、高龄及低体重患者血压更易受季节的影响。同时，季节也会影响血压的昼夜节律，在寒冷的春季和冬季，清晨血压的上升幅度远高于温暖的夏季和秋季。

13.5 如何根据血压的节律调整治疗方案

高血压的治疗，除了关注平均血压水平，还需要针对个体血压的节律特点，针对性地选择药物，尽可能地恢复生理性的血压节律。

由于非杓型高血压的不良影响，可以综合采取生活方式干预及药物治疗的手段调整昼夜血压节律，恢复杓型血压，从而减少靶器官的损害及心血管病事件的风险。对于合并有肥胖的患者，通过饮食控制、适量运动及减轻体重，可能对改善非杓型节律有益。而对于合并夜间阻塞性睡眠呼吸暂停综合征的患者，通过非手术治疗（口腔矫治器、经鼻持续气道正压呼吸）或手术减轻和消除气道阻塞，可以减少夜间的低氧发作及微觉醒，从而降低夜间血压。对于长期慢性失眠的患者，通过行为干预或药物助眠可以改善睡眠质量从而降低夜间血压。

与此同时，根据自身血压的昼夜波动规律，合理应用降压的时间治疗学原理，选择适当的药物及给药时间，使其恢复杓型，从而减少靶器官损害及心血管事件的风险。对于非杓型及反杓型的高血压患者，将降压药物的给药时间由早上调整为晚上，或晚上加用一种药物，可以使降压药物在夜间发挥最大的降压效果，从而调节非杓型的节律。

在药物的选择上，可于睡前选择长效的 ACEI、ARB 类或钙离子拮抗剂类，慎用利尿剂或含利尿剂的复方制剂，以免因夜尿增多而影响睡眠质量。

对于清晨高血压的患者，如果选用了短效降压药，会出现药物性血压波动，若选择长效但实际药效不足以覆盖 24 h 的药物或药物剂量不足，亦无法良好控制。平滑指数是指降压药物治疗后 24 h 每小时血压下降的均值与其标准差的比值。平滑指数越高，药物 24 h 降压效果越大越均衡。为控制清晨血压，尽可能使用平滑指数高的降压药，避免药物选择不当导致的清晨血压控制不佳。同时，为提高患者依从性，可选择安全可长期服用的降压药物，必要时选择复方制剂，减少服药次数。对于明显血压晨峰型的患者，亦可以通过在清醒后即服用降压药再进行洗脸、刷牙等个人卫生行为，从而避免晨起后的血压突然异常升高。睡前服用 α 受体阻滞剂或 α、β 受体阻滞剂对于避免清晨血压升高亦是一种不错的药物治疗选择。

对于高血压患者，夏季血压的达标率明显优于冬季，因此根据气温变化的特点，采用家庭血压监测量的方式监测血压，及时调整降压药物的种类及剂量，可以减少气温变化对血压的影响。对于长途旅行的患者（如冬季从海南到东北），气温的急剧变化可以引起血压的波动，及时调整药物至关重要。

血压波动作为一种生理现象受到昼夜更替及四季变换的影响，从而独立于血压水平之外而导致靶器官损害及心脑血管事件发生。中国传统的养生理念讲究"天人合一"，即要求人们遵循天体运行的规律安排膳食。而高血压的治疗不仅要血压水平达标，亦可遵循昼夜变化、四季更替的规律"因时而进、因势而新"，合理调整用药的剂量及时间，恢复正常的血压波动节律，从而降低高血压导致的相关危害。

（陆军军医大学大坪医院　李传伟）

14 | 高血压药物治疗

14.1 高血压的起始药物治疗时机

对 2 或 3 级高血压（SBP/DBP ≥ 160/100 mmHg）的患者以及高危、很高危或合并 HMOD 的 1 级高血压（140/90 mmHg ≤ SBP/DBP<160/100 mmHg）患者，推荐在生活方式干预的同时立即启动降压药物治疗。在中、低危的 1 级高血压患者中，可以先进行生活方式的干预，并监测血压及其他危险因素，如 1~3 个月的生活方式干预仍不能有效控制血压，则启动降压药物治疗。2018 年 ESC 和 2020 年 ISH 指南建议对该类患者进行 3~6 个月的生活方式干预，再根据情况决定是否启动药物治疗（图 14.1）。其中生活方式的干预包括膳食调整（如减少钠盐、饱和脂肪酸、反式脂肪酸等摄入，食用健康食品，适当饮用健康饮品）、戒烟限酒、规律运动、减轻精神压力、控制体重、

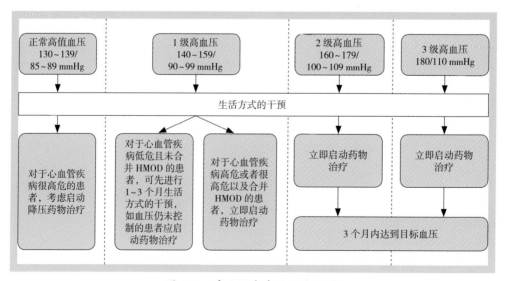

图 14.1 高血压患者处理流程图

减少在低温和空气污染环境中的暴露等。

降压治疗应尽量在 3 个月内达到目标血压,即一般高血压患者应降至 <140/90 mmHg,如能耐受和部分高危及以上的患者可进一步降至 130/80 mmHg。

14.2 高血压常见药物种类

大部分高血压患者在生活方式干预的基础上都需要药物治疗,从而将血压控制到靶目标。在前一版指南中,5 种主要的药物被推荐用于高血压的治疗:ACEI、ARB、β 受体阻滞剂、CCB 及利尿剂。这些药物都有大量的临床证据证实可以降低血压并降低心血管事件。但各种药物之间也有着不同的机制及禁忌证,在特定的临床情况中可以考虑优先使用其中某一种或某几种药物。

其他类型的降压药物因为临床证据相对较少或副作用相对比较明显,因而更多地被用于某些特定种类的高血压或者常规药物不能控制的高血压。

就我国患者而言,单一用药使用频次最多的是 CCB,其次是 ACEI、ARB、利尿剂、β 受体阻滞剂。

14.2.1 CCB

钙离子通道拮抗剂(calcium channel blockers,CCB)包括二氢吡啶类 CCB 和非二氢吡啶类 CCB。二氢吡啶类 CCB 主要作用于血管平滑肌上的 L 型钙通道,发挥舒张血管和降压作用;非二氢吡啶类 CCB 对窦房结和房室结处的钙通道具有选择性,其扩张血管强度弱于二氢吡啶类 CCB,但是负性变时、降低交感神经活性作用是二氢吡啶类 CCB 不具备的。国内外研究均有证实,以二氢吡啶类 CCB 为基础的降压治疗方案在降低脑卒中的发生率方面具有额外的保护作用 。二氢吡啶类 CCB 可与其他四类药联合应用,尤其适用于老年高血压、单纯收缩期高血压、伴稳定型心绞痛、冠状动脉或颈动脉粥样硬化及周围血管病患者。常见不良反应包括反射性交感神经激活导致心跳加快、面部潮红、脚踝部水肿、牙龈增生等。二氢吡啶类 CCB 没有绝对禁忌证,但心动过速与心力衰竭患者应慎用。急性冠状动脉综合征患者一般不推荐使用短效硝苯地平。临床上常用的非二氢吡啶类 CCB,也可用于降压治疗,常见不良反应包括抑制心脏收缩功能和传导功能,Ⅱ度至Ⅲ度房室阻滞;心力衰竭患者禁忌使用,有时也会出现牙龈增生。因此,在使用非二氢吡啶类 CCB 前应详细询问病史,进行心电图检查,并在用药 2~6 周内复查(表 14.1)。

表 14.1　常用 CCB 类药物使用方法

口服降压药物		每天服药次数	主要不良反应	强适应证	禁忌证
二氢吡啶类 CCB			踝部水肿、头痛、潮红、心率增快	老年高血压单纯收缩期高血压稳定型心绞痛	相对禁忌证：快速性心律失常心力衰竭
氨氯地平	5 ~ 10	1			
左旋氨氯地平	2.5 ~ 5	1		冠状动脉或颈动脉粥样硬化周围血管病	
硝苯地平	10 ~ 30	3			
硝苯地平缓释片	20 ~ 60	1~2			
硝苯地平控释片	30 ~ 60	1			
非洛地平	2.5 ~ 10	2			
非洛地平缓释片	2.5 ~ 10	1			
尼卡地平	60 ~ 120	3			
尼群地平	10 ~ 40	1~2			
乐卡地平	10 ~ 20	1			
非二氢吡啶类 CCB			房室传导阻滞、抑制心脏收缩功能	稳定型心绞痛冠脉痉挛颈动脉粥样硬化室上性快速心律失常	绝对禁忌证：Ⅱ/Ⅲ度房室传导阻滞心力衰竭
维拉帕米	240 ~ 480	3			
维拉帕米缓释片	240 ~ 480	1~2			
地尔硫草片	90 ~ 360	3			

14.2.2　ACEI 和 ARB

作用机制是抑制 RAAS 系统，发挥降压作用及心血管保护作用。大量的临床研究结果显示此类药物对于高血压患者具有良好的靶器官保护和心血管终点事件预防作用。ACEI/ARB 较其他降压药物能更有效地减少蛋白尿，并且可以延缓糖尿病肾病或者非糖尿病慢性肾病的进程，降低终末期肾病的风险。AECI/ARB 可以预防诸如左室肥大及小动脉重构等 HMOD 的进展。ACEI/ARB 对于慢性射血分数降低型心力衰竭（HFrEF）以及心肌梗死后的患者都具有很好的保护作用。因此，ACEI/ARB 类药物尤其适用于伴慢性心力衰竭、心肌梗死后心功能不全、心房颤动预防、糖尿病肾病、非糖尿病肾病、代谢综合征、蛋白尿或微量白蛋白尿患者。此外 ACEI/ARB 类药物降压作用明确，对糖、脂代谢无不良影响。ACEI 最常见的副作用是引起干咳，不能耐受者可改用 ARB。其他不良反应有低血压、皮疹，偶见血管神经性水肿及味觉障碍。长期应用有可能导致血钾升高，应定期监测血钾和血肌酐水平。禁忌证为双侧肾动脉狭窄、高钾血症及妊娠妇女（表 14.2）。

表 14.2　常用 ACEI/ARB/ARNI 药物使用方法

口服降压药物	每日剂量 /mg（起始剂量 ~ 足量）	每天服药次数	主要不良反应	强适应证	禁忌证
ACEI			咳嗽、血钾升高、血管神经性水肿	伴慢性心力衰竭心肌梗死后心功能不全心房颤动预防糖尿病肾病非糖尿病肾病代谢综合征蛋白尿或微量白蛋白尿	绝对禁忌证：妊娠高血钾双侧肾动脉狭窄
卡托普利	25 ~ 150	2~3			
马来酸依那普利	5 ~ 40	1~2			
盐酸贝那普利	10 ~ 40	1~2			
培哚普利叔丁胺	4 ~ 8	1			
福辛普利钠	10 ~ 40	1			
雷米普利	2.5 ~ 10	1			
ARB			血钾升高、血管神经性水肿		
缬沙坦	80 ~ 160	1			
氯沙坦	50 ~ 100	1			
厄贝沙坦	150 ~ 300	1			
坎地沙坦	4 ~ 12	1			
阿利沙坦酯	240	1			
替米沙坦	40 ~ 80	1			
ARNI			血钾升高、咳嗽、头晕、肾功能衰竭		
沙库巴曲缬沙坦	200 ~ 400	1			

14.2.3　利尿剂

自 1960 年代以来，利尿剂仍然是降压药物治疗的基石。他们对各种类型心血管发病率和死亡率都有很好的保护作用[9]。其主要通过利钠排尿、降低容量负荷而发挥降压作用。用于控制血压的利尿剂主要是噻嗪类利尿剂，分为噻嗪型利尿剂和噻嗪样利尿剂两种，前者包括氢氯噻嗪和苄氟噻嗪等，后者包括氯噻酮和吲达帕胺等。在我国，常用的噻嗪类利尿剂主要是氢氯噻嗪和吲达帕胺。PATS 研究证实吲达帕胺治疗可明显减少脑卒中再发风险。小剂量噻嗪类利尿剂（如氢氯噻嗪 6.25 ~ 25 mg）对代谢影响很小，与其他降压药（尤其 ACEI 或 ARB）合用可显著增加后者的降压作用。此类药物尤其适用于老年高血压、单纯收缩期高血压或伴心力衰竭患者，也是难治性高血压的基础药物之一。其不良反应与剂量密切相关，故通常应采用小剂量。噻嗪类利尿剂可引起低血钾，长期应用者应定期监测血钾，并适量补钾，痛风者禁用。噻嗪类利尿剂对于 eGFR 减低（<45 mL/min）的高血压患者效果欠佳，在 <30 mL/min 的患者中无

明显降压效果。在这种情况下,应该使用袢利尿剂来达到降压的效果。保钾利尿剂如阿米洛利、醛固酮受体拮抗剂如螺内酯等也可用于控制难治性高血压。在利钠排尿的同时不增加钾的排出,与其他具有保钾作用的降压药如 ACEI 或 ARB 合用时需注意发生高钾血症的危险。螺内酯长期应用有可能导致男性乳房发育等不良反应(表14.3)。

表 14.3　常用利尿剂药物使用方法

口服降压药物	每日剂量 /mg（起始剂量～足量）	每天服药次数	主要不良反应	强适应证	禁忌证
噻嗪类利尿剂			血钾、血钠降低、血尿酸升高	老年高血压单纯收缩期高血压难治性高血压伴心力衰竭的高血压	痛风
氢氯噻嗪	25 ～ 100	1~2			
氯噻酮	25 ～ 100	1~2			
吲达帕胺	2.5	1			
吲达帕胺缓释片	1.5	1			
袢利尿剂			血钾降低	肾功能不全伴心力衰竭的高血压	
呋塞米	40 ～ 80	2			
托拉塞米	5 ～ 10	1			
保钾利尿剂			血钾升高	心力衰竭心肌梗死后难治性高血压	肾衰竭高血钾
盐酸阿米洛利片	2.5 ～ 5	1~2			
氨苯蝶啶	25 ～ 100	2			
螺内酯	40 ～ 80	2~3	血钾升高、男性乳房发育		

14.2.4　β 受体阻滞剂

β 受体阻滞剂主要通过抑制过度激活的交感神经活性、抑制心肌收缩力、减慢心率发挥降压作用。高选择性 β_1 受体阻滞剂对 β_1 受体有较高选择性,因阻断 β_2 受体而产生的不良反应较少,既可降低血压,也可保护靶器官,降低心血管事件风险。与其他降压药相比,BB 在减少主要心血管事件方面都有很好的作用,但在保护卒中的效果方面稍逊一筹。同样,针对 HMOD 的 RCT 研究也指出,BB 在保护 LVH、颈动脉斑块、主动脉硬化等方面可能弱于 ACEI/ARB、CCBs。BB 在高血压合并心绞痛、需要控制心率、交感神经活性增高、心肌梗死后患者、慢性 HFrEF 等患者中具有非常好的效果。同时可作为备孕女性降压药物的备选。常见的不良反应有疲乏、肢体冷感、激动不安、胃肠不适等,还可能影响糖、脂代谢。Ⅱ / Ⅲ度房室传导阻滞、哮喘患者禁用。急性心肌梗死早期(24 h 内)、慢性阻塞型肺病、运动员、周围血管病或糖耐量异常者慎用。糖脂代谢异常时一般不首选 β 受体阻滞剂,必要时也可慎重选用高选择性 β 受体阻滞剂。长期应用者突然停药可发生反跳现象,即原有的症状加重或出现新的表现,较常见有血压反跳性升高,伴头痛、焦虑等,称为撤药综合征(表 14.4)。

表 14.4 常用 β 受体阻滞剂药物使用方法

口服降压药物	每日剂量 /mg（起始剂量 ~ 足量）	每天服药次数	主要不良反应	强适应证	禁忌证
β 受体阻滞剂			支气管痉挛、心肌收缩功能抑制	合并心绞痛需要控制心率交感神经活性增高心肌梗死后患者合并慢性 HFrEF 的高血压患者	绝对禁忌证：Ⅱ / Ⅲ度房室传导阻滞病态窦房结综合征失代偿心力衰竭相对禁忌证：COPD 哮喘周围血管病糖耐量降低
比索洛尔	2.5 ~ 10	1			
酒石酸美托洛尔片	100 ~ 200	1 或 2			
美托洛尔缓释片	47.5 ~ 90	1			
阿替洛尔	12.5 ~ 200	2			
普萘洛尔	30 ~ 200	3 或 4			
α、β 受体阻滞剂			体位性低血压、支气管痉挛		
拉贝洛尔	200 ~ 800	2 或 3			
卡维地洛	12.5 ~ 50	1 或 2			
阿罗洛尔	20 ~ 30	2			

14.2.5 ARNI

血管紧张素受体脑啡肽酶抑制剂（ARNI）最早是应用于 HFrEF 的患者，并展现出良好的治疗和改善 HFrEF 患者预后的作用。不久前，ARNI 在中国获批高血压的适应证。有研究证实 ARNI 比单用缬沙坦有着更强的降压作用，这可能与脑啡肽酶抑制剂增强脑啡肽的活性有关，后者具有提高肾小管滤过率、进一步抑制 RAAS、利尿排钠等作用，进一步增加降压效果并发挥器官保护作用。而且 ARNI 对夜间高血压的控制可能优于 ARB 类药物。因此 ARNI 对于高血压合并心力衰竭、高血压合并左心室肥厚、高血压合并肾功能不全（CKD1~3 期）以及夜间高血压的患者可能会有更好的效果和降压效果外的获益。该药的副作用与 ACEI/ARB 类药物类似，且不建议与 ACEI/ARB 药物联用。

14.2.6 α 受体阻滞剂

一般不作为高血压治疗的首选药，适用于高血压伴前列腺增生患者，也用于难治性高血压患者的治疗。开始给药应在入睡前，以预防体位性低血压发生，使用中注意测量坐、立位血压，最好使用控释制剂。体位性低血压者禁用。心力衰竭者慎用（表 14.5）。

表 14.5 常用 α 受体阻滞剂药物使用方法

口服降压药物	每日剂量 /mg（起始剂量 ~ 足量）	每天服药次数	主要不良反应	强适应证	禁忌证
α 受体阻滞剂			体位性低血压	合并前列腺增生的高血压患者嗜铬细胞瘤的术前降压	体位性低血压心力衰竭
多沙唑嗪					
哌唑嗪					
特拉唑嗪					

14.2.7　肾素抑制剂

作用机制是直接抑制肾素，继而减少血管紧张素Ⅱ的产生，可显著降低高血压患者的血压水平。其他作用也可能有助于降低血压和保护组织，如降低血浆肾素活性、阻断肾素／肾素原受体、减少细胞内血管紧张素Ⅱ的产生。这类药物耐受性良好，最常见的不良反应为皮疹、腹泻。目前肾素抑制剂尚未在我国上市。

其他还有诸如甲基多巴等降压药物，多在特定人群中使用，如计划妊娠及妊娠期患者血压的控制。

14.3　联合治疗与复方制剂

联合应用降压药物已成为降压治疗的基本方法。为了达到目标血压水平，大部分高血压患者需要使用2种或2种以上降压药物。

14.3.1　联合治疗的适应证

血压 ≥ 160/100 mmHg 或高于目标血压 20/10 mmHg 的高危人群，往往初始治疗即需要应用2种降压药物；对于血压 ≥ 140/90 mmHg 或高危／极高危患者，也可考虑小剂量联合治疗。对于血压超过 140/90 mmHg 但小于 160/100 mmHg 或低于目标血压 20/10 mmHg 或低中危患者，可考虑初始单药治疗。近年来国外的指南对于初始联合治疗的推荐强度也越来越高，《2018年欧洲心脏病学会和欧洲高血压学会高血压管理指南》和《2020年国际高血压学会全球高血压实践指南》均推荐仅在收缩压 <150 mmHg 的低危高血压患者或 ≥ 80岁的高龄患者或衰竭患者，才考虑单药治疗。对于联合治疗如仍不能达到目标血压，可在原药基础上加量，或可能需要3种甚至4种以上降压药物。

14.3.2　联合用药方案

1）两药联合

两药联合时，降压作用机制应具有互补性，同时具有相加的降压作用，并可互相抵消或减轻不良反应（图14.2）。

（1）ACEI 或 ARB+ 噻嗪类利尿剂

ACEI 和 ARB 可使血钾水平略有上升，能拮抗噻嗪类利尿剂长期应用所致的低血钾等不良反应。噻嗪类利尿剂有激活 RAS 的作用，而 ACEI/ARB 正好可以拮抗这种效应。ACEI 或 ARB+ 噻嗪类利尿剂合用有协同作用，有利于改善降压效果。

（2）二氢吡啶类 CCB+ACEI 或 ARB

CCB 具有直接扩张动脉的作用，ACEI 或 ARB 既扩张动脉又扩张静脉，故两药合

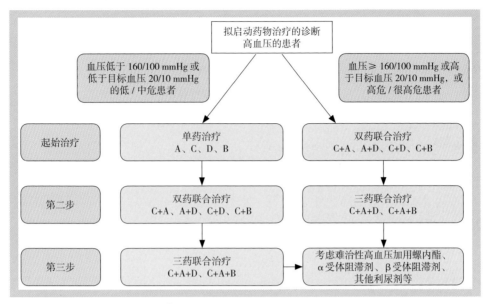

图 14.2 联合用药方案

注：A—ACEI 或 ARB；
B—β 受体阻滞剂；
C—二氢吡啶类 CCB；
D—噻嗪类利尿剂。

用有协同降压作用。二氢吡啶类 CCB 常见的不良反应为踝部水肿，可被 ACEI 或 ARB 减轻或抵消。CCB 与噻嗪类利尿剂一样均有激活 RAS 的作用，而 ACEI/ARB 可以拮抗这种副作用。此外，CCB 可能引起反射性交感神经张力的增加，ACEI 或 ARB 也可部分阻断 CCB 这种不良反应。

（3）二氢吡啶类 CCB+ 噻嗪类利尿剂

FEVER 研究证实，二氢吡啶类 CCB+ 噻嗪类利尿剂治疗可降低高血压患者脑卒中发生的风险。

（4）二氢吡啶类 CCB+β 受体阻滞剂

CCB 具有扩张血管和轻度增加心率的作用，恰好抵消 β 受体阻滞剂的缩血管及减慢心率的作用。两药联合可使不良反应减轻。

对高血压药物的联合用药，2018 年 ESC 和 2020 年 ISH 主要推荐 ACEI/ARB 与 CCB 的联合或者 ACEI/ARB 与噻嗪类利尿剂的联合方式，此外以 β 受体阻滞剂为基础的联合用药在特定疾病人群中具有显著优势（如心绞痛患者、需要控制心率的患者、心肌梗死后患者、慢性 HFrEF 患者或者作为备孕妇女替换 ACEI/ARB 药物的替代药物等）。而我国临床主要推荐应用的优化联合治疗方案是二氢吡啶类 CCB+ARB、二氢吡啶类 CCB+ACEI、ARB+ 噻嗪类利尿剂、ACEI+ 噻嗪类利尿剂、二氢吡啶类 CCB+ 噻嗪类利尿剂、二氢吡啶类 CCB+β 受体阻滞剂。可以考虑使用的联合治疗方案是利尿剂 + β 受体阻滞剂、α 受体阻滞剂 +β 受体阻滞剂、二氢吡啶类 CCB+ 保钾利尿剂、噻嗪类利尿剂 + 保钾利尿剂。不常规推荐但必要时可慎用的联合治疗方案是 ACEI+β 受体阻滞剂、ARB+β 受体阻滞剂、ACEI+ARB、中枢性降压药 +β 受体阻滞剂。

2）多药联合

多种药物的合用有以下几种方案：

（1）三药联合的方案

在上述各种两药联合方式中加上另一种降压药物便构成三药联合方案，其中二氢吡啶类 CCB+ACEI（或 ARB）+ 噻嗪类利尿剂组成的联合方案最为常用。

（2）四种药联合的方案

对于以上三药联合方案还不能有效控制血压的患者，需考虑为难治性高血压，需要排查继发性高血压的同时，在上述三药联合基础上加用低剂量（25～50 mg/d）螺内酯，如不能耐受可使用其他利尿剂（如阿米洛利或袢利尿剂）、β 受体阻滞剂、α 受体阻滞剂或中枢型降压药（可乐定）等。

14.3.3　单片复方制剂

单片复方制剂是常用的一组高血压联合治疗药物。通常由不同作用机制的两种或两种以上的降压药组成。其优点是使用方便，可改善治疗的依从性及疗效。应用时也应该注意其相应组成成分的禁忌证及可能的不良反应。目前我国上市的新型单片复方制剂主要包括 ACEI+ 噻嗪类利尿剂、ARB+ 噻嗪类利尿剂、二氢吡啶类 CCB+ARB、二氢吡啶类 CCB+ACEI、二氢吡啶类 CCB+β 受体阻滞剂、噻嗪类利尿剂 + 保钾利尿剂等。

（陆军军医大学大坪医院　刘渔凯）

15 | 难治性高血压

15.1　难治性高血压诊断与治疗定义

在改善生活方式基础上应用可耐受的足够剂量且合理的 3 种降压药物（包括一种噻嗪类利尿剂）至少 4 周后，诊室和诊室外（包括家庭血压或动态血压监测）血压值仍在目标水平之上，或至少需要 4 种药物才能使血压达标时，称为难治性高血压（resistant hypertension，RH）。其患病率不详，我国尚无确切的流行病学数据。国外报道的患病率为 6%~11%。

随着研究的进展及认识的深入，对于 RH 的范畴有了更为详尽的界定，提出了表观 RH（apparent treatment resistant hypertension, aTRH）、真性 RH（true resistant hypertension）、假性 RH 及顽固性高血压等概念。

表观 RH 指使用 3 种以上降压药物（包括利尿剂）血压仍 ≥ 140/90 mmHg 的未控制高血压患者，包括白大衣高血压、药物依从性不佳、继发性高血压及真正的 RH 患者。在这类患者中如果依从性良好、限盐达标、无白大衣高血压现象、接受合理治疗，就诊高血压门诊 3 次以上超过 6 个月血压仍未达标者，称为真性 RH。在真性 RH 的患者中，如果足量使用 5 种及以上的降压药物（包括一种噻嗪类利尿剂）仍不能使血压达标，则称为顽固性高血压，其概念一度和难治性高血压重叠，目前认为是难治性高血压的特殊亚组，其比例约占难治性高血压的 10%，这类患者常合并更多的心血管病风险尤其左室肥厚和心力衰竭，因此更应在临床引起充分重视。

诊断难治性高血压的第一步需要排除假性难治性高血压，首先需要确定患者的治疗依从性，包括在是否遵循生活方式的改善（如低盐饮食、减重等），是否规律、足量服用药物。Galletti 等应用 24 h 尿钠排泄作为反映食盐摄入的指标，发现 74% 诊断为难治性高血压的患者未遵循低盐饮食的指导。Strauch 等应用液相色谱质谱法检测了

339名被诊断为"难治性高血压"患者的血清，发现24%的患者血清中未检测到抗高血压药物代谢产物，21%的患者仅检测到部分，其中利尿剂的依从性明显低于其他种类的抗高血压药物，如果按照定义，其中约1/2的患者不应诊断为难治性高血压。其次要采用正确的血压测量方法。推荐使用经过验证的上臂式医用电子血压计、合适的袖带及掌握标准的操作步骤，在临床和人群防治工作中，主要采用诊室血压测量和诊室外血压测量，后者包括动态血压监测（ABPM）和家庭血压监测（HBPM），但在难治性高血压的诊断中，建议使用ABPM及HBPM作为测量方法，目的是鉴别白大衣高血压、隐蔽性高血压。研究表明分别以诊室血压、ABPM作为标准，约37.5%的白大衣高血压被误诊为难治性高血压（图15.1）。所以2018年ESC高血压指南将难治性高血压的测量方法由2007年指南中的诊室血压修正为ABPM及HBPM。

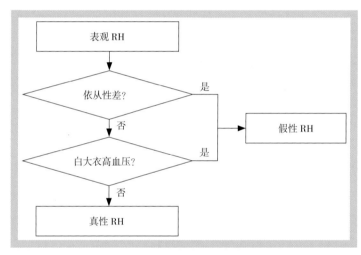

图15.1 顽固性高血压诊断流程

可能导致aTRH的原因有容量负荷增加、药物导致的高血压、相关生活方式的改变、继发性高血压等。容量负荷增加包括进行性的肾功能不全、高盐饮食及利尿剂应用不足等；多种药物可导致血压升高，如非甾体类抗炎药、可卡因、安非他明，其他促进运动成绩提高的兴奋剂如哌甲酯、右苯丙胺、苯丙胺、莫达非尼等违禁药物，拟交感神经药物、口服避孕药、环孢素、他克莫司、促红细胞生成素、糖皮质激素、甘草、中草药化合物（含麻黄等）等；相关生活方式改变，如体重增加、肥胖、酗酒等也可导致血压升高；继发性高血压常见病因包括肾动脉狭窄、肾实质疾病、肾上腺肿瘤、原发性醛固酮增多症及阻塞性睡眠呼吸暂停综合征，少见病因如嗜铬细胞瘤、库欣综合征、甲状旁腺功能亢进、主动脉缩窄及颅内肿瘤等。继发性高血压在aTRH患者中其发生率明显高于一般高血压人群。继发性高血压具有血压水平高、多种药物联合治疗血压仍难以控制的特点，可与原发性高血压并存，导致血压更难以控制。对所有 aTRH 应从病史、症状、体征及常规实验室检查中寻找线索，排除继发性高血压。病因明确的继发性高血压，应尽早行药物或手术等治疗，使血压有效控制或恢复正常。

高血压病理生理机制复杂，为什么难治性高血压会对抗高血压药物产生抵抗，目前并没有明确的机制解释，但从少量的临床研究来看，难治性高血压患者血清中醛固酮、B 型脑钠肽、心房利钠肽等的激素水平高于可控的高血压患者，提示神经体液因子过度激活可能是其药物治疗抵抗的主要原因。而顽固性高血压患者中上述激素水平与难治性高血压患者相当，但表现为更高的血压及心率，并且对醛固酮受体拮抗剂的治疗反应低于难治性高血压组，提示顽固性高血压的病理生理机制中交感神经的过度激活也许占主导地位。

难治性高血压的管理首先要改善不良生活方式，不仅能控制疾病病因，同时还能抑制神经体液机制的异常激活。关于难治性高血压的药物治疗缺乏大型的循证学证据，但 ESC、AHA 及我国的高血压指南均推荐起始常规剂量 RAS 抑制剂 +CCB+ 利尿剂三药联合，其中利尿剂首先噻嗪类利尿剂，当 eGFR<30 mL/min 可调整为袢利尿剂。对第四种药物的选择，目前临床证据最多最充分的是醛固酮受体拮抗剂螺内酯，螺内酯虽然存在一些不良反应，尤其长期服用可致男性乳房发育、阳萎、性功能低下等，但 PATHWAY-2 研究结果确定了其在难治性高血压治疗中的重要地位，当高血压患者已经选择了足剂量的常规 3 种降压药物后，螺内酯（25~50 mg）较高选择性 β 受体阻滞剂比索洛尔（5~10 mg）、选择性 $α_1$ 受体阻滞剂多沙唑嗪（4~8 mg）和安慰剂相比，降压疗效明确，50 mg 剂量的螺内酯即可产生最大降压效益。ASCOT-BPLA 是一项大型、前瞻性研究，分别以氨氯地平和阿替洛尔作为基础降压药物，如果血压未能控制，研究者自行决定加用其他降压药物，1 400 余例受试者加用了螺内酯，治疗中位时间 1.3 年，中位剂量 25 mg，结果也显示低剂量螺内酯降压获益明显且持续，不受年龄、性别、是否合并糖尿病、是否同时合用噻嗪类利尿剂或 RAS 抑制剂等因素的影响。Alvarez-Alvare 等针对难治性高血压患者，第四种药物治疗方案分别为加螺内酯或在已有 RAS 抑制剂基础上给予双 RAS 抑制剂对照（ACEI 与 ARB 联合），治疗 12 周时比较发现，无论诊室血压还是动态血压监测，螺内酯组的疗效都优于 ACEI+ARB 联合治疗组。基于上述临床研究结果，螺内酯被多数专家认为是作为三联降压方案基础上的首选第四种降压药物。效果仍不理想者可依据患者特点加用第五种降压药，可在 β 受体阻滞剂、α 受体阻滞剂或交感神经抑制剂（可乐定）中做选择，但仍需要遵循个体化治疗的原则（图 15.2）。除了药物治疗外，器械降压治疗方法也逐步进入临床，开展了规模不同的临床研究，有望在今后成为药物治疗难治性高血压的有益补充。

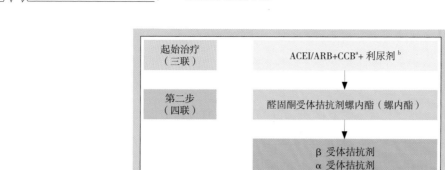

图 15.2　顽固性高血压药物治疗策略

15.2　RDN 技术的前世、今生和未来

去肾神经术（renal denervation，RDN）是目前器械治疗难治性高血压中大型 RCT 研究最多的技术，本节将重点介绍 RDN 技术的由来、发展中遇到的瓶颈及未来可能的发展方向。交感神经过度兴奋一直被认为是高血压发病的基础环节。早在现代药理学疗法问世之前交感神经去除术就被视为一种高血压治疗策略。1941 年，Grimson 等就开始尝试胸、腹交感神经节切除术治疗顽固性高血压，并取得了一定的疗效，之后又陆续开展了多种交感神经节切除术式。虽然在降低患者血压方面取得了满意的疗效，但是通过长期的随访发现：简单的交感神经节切除术其死亡率和术后发病率较高，并伴有严重的长期并发症，包括肠道、膀胱、勃起等功能障碍以及严重的体位性低血压等。随着研究深化，发现肾脏交感神经系统，特别最靠近肾动脉壁的肾交感传出和传入神经对于诱发和保持系统性高血压起着关键性作用。2009 年 Krum 等最早证实去肾神经术可显著减低肾脏局部、肌肉乃至整个机体交感神经活性，该方法通过射频消融术毁损肾脏交感神经而又不会影响其他腹部、骨盆或下肢神经支配，达到降压的同时避免严重并发症的目的（图 15.3）。随后进行了原理证明研究 Symplicity HTN-1 研究，研究发现手术患者降压效果在第 1 个月就很明显，第 3 个月进一步降低，一直持续到以后的多次评估，治疗后 1、3、6、9、12 个月的诊室血压下降平均值分别为 –14/–10（收缩压 / 舒张压）、–21/–10、–22/–11、–24/–11 和 –27/–17 mmHg。随后进行的随机疗效研究（Symplicity HTN-2）证实了 RDN 可降低治疗组血压及其安全性。自 Symplicity

HTN-2 试验结果发表后，新闻媒体、医学界、医疗器械生产企业及广大高血压患者对这项技术的未来充满期待。继而进一步开展了多中心、前瞻性、对患者设盲的随机对照研究 Symplicity HTN-3，样本量 535 例，治疗组与对照组按 2∶1 随机；对照组仅接受肾动脉造影检查，治疗组使用美敦力 Symplicity 消融导管系统进行 RDN 治疗，要求所有患者维持基线药物 6 个月。在 2014 年 4 月《新英格兰医学杂志》发表了该研究的结果：Symplicity 消融导管系统治疗顽固性高血压患者安全，但未达到预期的主要临床终点（即二组间随机后 6 个月诊室收缩压和 24 h-ABPM 较基线的变化差异无统计学意义）。

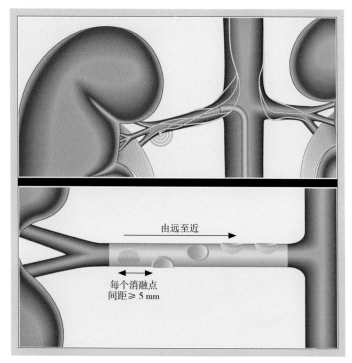

图 15.3 去肾神经术示意图

SymplicityHTN-3 试验阴性结果，一时间使这一领域的研究热潮明显减退。研究人员对其阴性结果原因进行系统分析，认为其主要原因包括患者筛选、器械设备、降压药物影响、肾交感神经不完全消融以及肾交感神经再生、术者熟练度等。随后几年间，先后进行 OSLO RDN、DENER HTN、SYMPLICITYHTN-Japan、RESET、SYMPATHY 等试验研究。

RDN 最佳疗效探索仍在进行中，如 Spyral HTN 试验采用了新一代的 Symplicity SPYRAL™ 导管（图 15.4），与第一代的 Symplicity 的单极导管相比具有螺旋状的四电极空间分布设计，在自膨胀以后能够环肾动脉消融一周，包括完整的四个象限，从而在空间上保证了消融交感神经的完整性，防止产生消融地理缺失，另外采用了肾动脉主干加分支的消融方式。研究结果显示，RDN 组诊室血压和 24 h 动态血压均显著降低。但该研究为概念验证性试验，样本量小，加之假手术组血压降低程度以及这些血压测量的标准差的不确定性，试验结果一般不会直接应用于临床治疗高血压。但通过 Spyral HTN 研究再次证实了 RDN 具有降压效果以及该治疗手段的安全性。目前我国正在进行一项前瞻性、多中心、单盲随机对照研究 -SMART STUDY，是全世界范围内第一个靶向性 RDN 的注册研究。其原理在于肾动脉周围分布着许多类型的神经组分，73.5% 为交感神经，在标测中称为 "Hot Spot"，17.9% 为副交感神经，称为 "Cold Spot"，8.7% 为 "Neutral Spot"。若对这些不同类型的点进行电刺激，刺激 Hot Spot 时会导致血压升高，刺激 Cold Spot 时会导致血压降低，而刺激 Neutral Spot 则不会引起明显的血压改变。因此，借助高频电刺激引导消融位点（在肾动脉内予以刺激时，监测血压及心率变化，若血压心率上升便予以消融，否则就移向下一消融位点），以刺激—消融—刺激的顺序选择性去除肾交感神经。有望更精准地实现肾交感神经消融，为 RDN 的有效性提供临床证据。

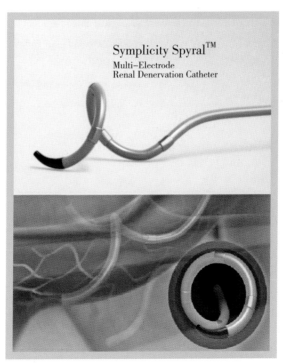

图 15.4　新一代的 Symplicity SPYRAL™ 导管，采用了螺旋状的四电极空间分布设计，较既往的单极设计更利于保证消融的完整性及消融效率

15.3　蓬勃发展的难治性高血压非药物治疗新技术

除了 RDN 外，目前也有其他难治性高血压非药物治疗新技术的报道。

压力反射激活疗法（baroreflex activation，BA）是由 CVRx 公司开发的 Rheos 系统，利用可植入的脉冲发生器对颈窦壁进行电刺激模拟正常压力反射，而非直接刺激颈窦神经，刺激参数可编程以达到降压目的。DEBuT-HT 研究对 45 例顽固性高血压患者使用 Rheos 系统，两年随访结果显示其具有长期降压效果，并降低心率、改善心率变异性，停止刺激后血压和心率可回升至基线水平。包括 7 项观察性研究和 2 项随机对照试验的 BA 治疗研究的 Meta 分析，显示 BA 治疗对于难治性高血压有较明显的降压效果，但不同个体间具有明显异质性，需要多次调整刺激参数。BA 治疗目前尚无大型研究结果确定刺激的标准化参数，且对照试验证据有限，安全性和疗效需要长期观察。其详细降压机制需进一步研究，并明确最适人群。此外，BA 治疗的成本高，植入式发电机必须在电池寿命结束前更换，这也限制其在高血压人群中的推广。

血流对动脉壁的压力使动脉发生舒张和回缩的形态变化，动脉壁中的压力感受器通过感受这种变形间接感知血压，血管内压力反射增强治疗（endovascular baroreflex amplification，EBA）就是将一种自膨胀镍钛合金通过导管输送并植入颈动脉窦，通过放大这一变化从而增强压力感受器被动激活的敏感性。一项包含 30 例顽固性高血压患者的研究显示 EBA 治疗后 6 个月时血压明显降低，但有 13% 的患者发生了严重不良事件，如低血压、间歇性跛行等。EBA 疗法相较于 BA 治疗，手术创伤较小，不需更换电池，首次临床研究结果显示具有降压效果，但有效性还需随机对照试验证实。由于是血管内植入，几乎没有可逆性，且术后需长期抗血小板聚集治疗，尚无研究明确术后血栓栓塞的风险，安全性还需更多研究明确。

中央动静脉吻合术主要作用原理是植入髂总动静脉吻合装置，将动脉血引入下肢静脉，因为静脉系统顺应性较好，由此便能提高动脉顺应性，同时减少有效循环血量，从而降低血压。ROX CONTROL HTN 研究是开放标志、多中心、前瞻性、随机对照研究，纳入 83 例患者，其中 44 例接受了动静脉吻合术治疗，39 例接受普通治疗。结果显示试验组相比对照组，平均诊室收缩压各降 26.9 mmHg 和 3.7 mmHg，24 h 动态收缩压各降 13.5 mmHg 和 0.5 mmHg，两两间差异皆有统计学意义。但随访期间，试验组中有 12

例患者有身体同侧静脉栓塞事件，并接受了球囊扩张或支架植入术。该技术样本量少，且远期疗效及安全性仍待进一步研究探讨。

另外还有颈动脉体化学感受器消融、深部脑刺激术、减慢呼吸治疗、早期迷走神经刺激等治疗技术的创新，但因其有效性及安全性尚不明确，目前仅处于动物及小规模的临床试验阶段。

（陆军军医大学大坪医院　杨成明）

16 | 特殊高血压的处理

16.1　发作性高血压

发作性高血压（paroxysmal hypertension）也称阵发性高血压，是指突发性血压明显升高，短期内收缩压 ≥ 200 mmHg，舒张压 ≥ 110 mmHg，伴随一系列临床症状，如头晕、头痛、胸痛、出汗、恶心、心悸、乏力、呼吸困难，甚至濒死感。以往认为，发作性高血压是嗜铬细胞瘤的典型症状，然而研究报道，仅2%发作性高血压患者有嗜铬细胞瘤。发作性高血压病因可见于内分泌性疾病（如嗜铬细胞瘤、膀胱副神经节瘤、肾上腺髓质增生等）、心肾疾病（如直立性心动过速综合征、缺血性心脏病、急性左心功能不全等）、神经系统疾病（如脑血管痉挛、脑卒中、癫痫等）、呼吸疾病（如呼吸性酸中毒、阻塞性睡眠呼吸暂停综合征等）、精神因素等。发作性高血压虽然平素血压不高，但血压变异性较大，反复发作对靶器官损害重，且脑卒中及心血管事件风险增加。治疗上首先去除情绪及精神诱因，有其他系统疾病者应积极治疗原发病，一般治疗原发病后或原发病很好控制后血压恢复正常。在高血压药物选择时，严重血压升高时，可考虑静脉给药，如普萘洛尔、硝普钠；血压升高不显著者，可口服降压药物，α 与 β 受体阻滞剂联用可降低血压升高峰值。在血压得到控制后，并不需要长期服用抗高血压药。对此类患者，更为重要的措施是预防阵发性高血压的反复发作，精神药物、心理治疗和行为疗法能预防和减少阵发性高血压的发生。

16.2　老年人餐后低血压和体位性低血压

餐后低血压（postprandial hypotension，PPH）多见于老年患者，其定义是餐后收缩压下降 20 mmHg 或收缩压由餐前 ≥ 100 mmHg 下降至餐后 <90 mmHg，或当餐后发生头

晕甚至晕厥等症状，即使血压下降未达到上述标准，也可诊断 PPH。其发生机制与餐后内脏血流分布异常、交感神经功能不全、血管活性激素分泌异常相关。PPH 是否产生症状与不同疾病状态下脑血管自身调节阈值不同有关。健康老年人餐后血压下降幅度较小而无明显症状，合并症较多的患者餐后血压只需轻度下降就产生症状（如头痛、乏力、心悸、胸闷等）。PPH 主要发生于早餐（65%）、中餐（19%）及晚餐（16%）后。一般在餐后 15~40 min 血压开始下降，血压下降最显著时间为餐后 2 h 内。下降幅度最大者多见于高血压合并糖尿病、自主神经功能损害疾病的患者。PPH 治疗注意事项：①在基础疾病允许的情况下，采用低碳水化合物、少食多餐饮食结构方式，并可适当增加钠盐和水分的摄入，以保证充足的血容量，餐后适当散步可通过增加心率和心排量来维持正常血压，达到预防 PPH 的目的，但应限制激烈活动。②终止不必要的、可能导致低血压的药物，但有效控制高血压反而能改善 PPH，药物方面尽可能避免使用利尿剂、硝酸盐类药物，将降压药调整至餐间服用，并监测进餐前后血压。③在药物治疗方面，可尝试下列方法：选择性 α 肾上腺素受体激动剂米多君增加周围血管阻力，升高餐后血压；生长抑素类似物奥曲肽，可抑制胃肠道血管活性激素释放，增加外周阻力；α 糖苷酶抑制剂阿卡波糖，通过延缓肠道对碳水化合物的吸收，延缓胃排空，减小餐后血压下降幅度。

体位性低血压又称直立性低血压（orthostatic hypotension，OH），是指从卧位转为立位后 3 min 内出现 SBP 下降 ≥ 20 mmHg 或（和）DBP 下降 ≥ 10 mmHg。压力感受器敏感性下降及肾素、血管紧张素系统功能紊乱可能参与了 OH 的发生机制，以及动脉粥样硬化、心室顺应性下降等导致 OH 危险增加。OH 临床表现为：①常在晨起出现低血压，站立时有不同程度的脑缺血症状，轻者头晕眼花，脚软乏力，一过性黑矇，眩晕等，重者可发生晕厥；②具有与体位改变无关的自主神经损害的表现，如直肠或膀胱功能失调，局部或全身出汗障碍等。在治疗上，注意早期筛查，重视立卧位血压测量，及时去除诱发因素，注意良好生活方式、合理饮食、戒烟戒酒、适当锻炼、适度增加水钠摄入，可应用弹力袜等增加回心血量的措施，体位转换时增加过渡动作。如高血压患者合并体位性低血压，在降压选择上应平稳缓慢降压，可选择 ACEI 或 ARB 等药物，从小剂量起始，缓慢增加剂量。避免使用利尿剂、α 受体阻滞剂等可能加重直立性低血压的药物。如患者症状严重影响生活，药物上加用扩充血容量药物，如氟氢可的松；拟交感神经药米多君、麻黄碱、哌甲醇等。

16.3　单纯收缩期高血压

单纯收缩期高血压（isolated systolic hypertension，ISH）以收缩压增高为主要表现，舒张压不高甚至偏低。多见于老年患者，少部分发生于青年人高动力循环者。老年 ISH 与血管内膜增厚和纤维化重塑、动脉壁平滑肌增殖、顺应性降低和血管压力感受器的调节功能障碍有关，而青年人 ISH 发病机制尚不清楚，有研究认为与交感神经兴奋、心输出量增加有关。单纯性收缩期高血压治疗包括非药物治疗和药物治疗两个方面。非药物治疗指的是生活干预措施，包括调节生活规律、减少情绪刺激、减轻过高体重、限制营养过剩、坚持体育运动、限盐、戒烟、忌酗酒等，这是任何高血压患者都不可缺少的基础治疗。而药物治疗的原则是强调个体化治疗、注意血压波动规律、靶器官的损害程度、合并症情况及其他危险因素。先选用单一抗高血压药物，从小剂量开始，不要急剧降压，尤其对老年人更要特别注意，根据血压监测情况及时调整用药及其剂量。在降压治疗时应强调收缩压达标，同时避免舒张压过度降低。推荐利尿剂、钙离子通道阻滞剂、血管紧张素转换酶抑制剂或血管紧张素Ⅱ受体拮抗剂，初始或联合药物治疗，从小剂量开始，逐渐增加至最优剂量。①利尿剂：推荐用于老年单纯收缩高血压患者的初始及联合降压治疗，尤其适用于合并心力衰竭、水肿患者。常用小剂量噻嗪型利尿剂（氢氯噻嗪）或噻嗪样利尿剂（吲达帕胺）。肾小球滤过率低的患者应使用袢利尿剂，如呋塞米或托拉塞米等。保钾利尿剂可用于继发性或顽固性高血压的治疗。② CCB：长效二氢吡啶类 CCB 适用于老年单纯收缩期高血压患者。主要不良反应包括水肿、头痛、面色潮红、牙龈增生、便秘等。③ ACEI/ARB：推荐用于合并冠心病、心力衰竭、糖尿病、慢性肾脏病或蛋白尿的老年收缩期高血压患者。ACEI 最常见不良反应为干咳，不能耐受者可改用 ARB。④联合治疗：不同机制降压药物联合治疗，提高患者服药依从性，包括 ARB+ 利尿剂、ARB+CCB、CCB+ 利尿剂，三药联合使用 ARB+CCB+ 利尿剂。

16.4　非构型高血压

正常人 24 h 血压节律呈双峰双谷，即清晨觉醒和起床后明显升高，8:00—10:00 达高峰，此后下降，在 16:00—18:00 血压再次升高，以后缓慢下降，直至凌晨 2:00—3:00 至最低值，即构型现象。根据夜间血压（22:00—8:00）较白天血压（8:00—22:00）的下降率，把血压的昼夜节律分为杓型（10%～20%）、非杓型（<10%）、超杓型（>20%）、反杓型（夜间血压＞白天血压）。

非杓型高血压（non-dipping hypertension）临床较为常见，在未经治疗及接受治疗的高血压患者中，非杓型高血压的发生率分别为40%和50%。非杓型高血压的发病机制与交感神经系统过度激活、水钠潴留、OSAHS、遗传因素均有相关性，且非杓型高血压与心血管事件、靶器官损害呈正相关。非杓型高血压治疗方案包括：①非药物治疗：限盐可使非杓型高血压发生率显著降低，盐敏感性高血压患者多为非杓型高血压，限盐后可以从非杓型节律转变为杓型节律。此外，非杓型高血压与夜间睡眠不佳、精神压力大有关，然而，服用药物唑吡坦改善睡眠、减轻精神压力后，只能使50%的非杓型高血压转变成杓型节律，结果表明杓型与非杓型节律并非单纯由睡眠质量决定。适度体力活动（如快走、慢跑、骑车等）有助于改善非杓型高血压节律，非杓型高血压可能与日间活动量不足致日间血压降低有关。②高血压药物治疗时间：非杓型需降低夜间血压，首选24 h平稳降压的长效降压药物（如CCB、ACEI、ARB或长效单片复方制剂），单药或联合用药。若夜间血压控制仍不佳，降压药物可晚间或睡前服用。研究发现，除利尿剂外的抗高血压药物的给药时间从早晨调整至晚上，能使15%难治性高血压患者从非杓型转变为杓型，且降低心血管事件发生风险。若采用上述方法后夜间血压仍高，可在长效降压药物的基础上，尝试睡前加用中短效降压药物如α受体拮抗剂，注意夜间血压过低及夜间起床时发生体位性低血压的可能。

16.5　清晨高血压

清晨高血压是指清晨醒后1 h内家庭血压≥135/85 mmHg，或起床后2 h的动态血压记录≥135/85 mmHg，或早晨6:00—10:00诊室血压≥140/90 mmHg。清晨是猝死、心肌梗死和卒中等疾病的高发时段，清晨血压升高是促发心脑血管事件的重要因素。导致清晨时段血压增高的确切机制不清，清晨血压增高与年龄有关，老年人清晨血压升高的幅度更大。一项纳入1 419例原发性高血压患者的分析发现，年龄＜46岁的患者平均收缩压晨峰幅度为26 mmHg，而年龄＞60岁的患者晨峰幅度高达31 mmHg。钠盐摄入量也可影响高血压患者的清晨血压。盐敏感的高血压患者，限制钠盐摄入可使血压形态从夜间血压不下降转变为下降；钠盐摄入量增加则可导致清晨血压上升。此外，清晨血压增高还见于吸烟、饮酒、糖尿病、空腹血糖异常、代谢综合征和精神焦虑者。清晨血压管理首先要从清晨血压的监测评估入手，通过家庭血压监测、24 h动态血压以及诊室血压测量了解清晨血压的控制情况，评估降压治疗效果。治疗的方案选择应遵循以下原则：①使用半衰期 24 h 以及以上、长效、每日 1 次服药能够控制 24 h 的血压药物，避免因治疗方案选择不当导致的医源性清晨血压控制不佳；②使用安全可长期坚持使用并能控制每一个 24 h 血压的药物，提高患者的依从性；③对于单纯清晨高血压者，需要联合中短效降压药物时可调整服药时间，如临睡前给药、清晨给药、使用药物定时释放制剂（COER）；④使用心脑获益临床试验证据充分并可真正降低长期心脑血管事件的药物，减少心脑血管事件，改善高血压患者的生存质量。与个体化管理模式相比，患者群体管理模式增加高血压患者随访频率。采用智能手机作为终端管理，有助于及时了解清晨血压控制情况，及时调整治疗方案，提高患者的治疗依从性。

16.6　围手术期高血压

围术期高血压（perioperative hypertension）是指从确定手术治疗到与本手术有关的治疗基本结束期间内，患者的血压升高幅度大于基础血压的 30%，或收缩压 ≥ 140 mmHg 和（或）舒张压 ≥ 90 mmHg。围术期高血压会增加手术患者急性心肌梗死、急性心力衰竭、急性脑血管病、急性肾损伤、手术出血增加等事件的发生，增加手术并发症，危及患者生命，应当引起重视，严重的围术期高血压为高血压急症之一。

围术期患者由于紧张等因素导致交感神经系统激活，麻醉药物使用等均可影响血压。对血压正常者，麻醉诱导期间交感神经激活，可引起血压增加 20~30 mmHg，心率增加 15~20 次 /min。随着麻醉深度的增加，平均动脉压趋于下降，已有高血压的患者更可能出现术中血压不稳定（低血压或高血压）。术后随着患者从麻醉效应中恢复，血压和心率缓慢增加。但术后也可由于疼痛、麻醉苏醒时兴奋，以及高碳酸血症等出现高血压。研究显示，高血压常始于手术结束后 30 min 内，持续大约 2 h。围术期高血压的高危和诱发因素包括：原发性高血压病；继发性高血压；清醒状态下进行有创操作；手术操作刺激；麻醉深度不当或镇痛不全；气管插管、导尿管、引流管等不良刺激；药物使用不当；颅内高压；低氧或二氧化碳蓄积；寒战、恶心、呕吐等不良反应；紧张、焦虑、恐惧、失眠等心理应激因素。

围手术期高血压目前尚无延期手术的高血压阈值，控制原则是要保证重要脏器灌注，降低心脏后负荷，维护心功能。轻、中度高血压（<180/110 mmHg）不影响手术进行；为抢救生命的急诊手术，不论血压多高，都应急诊手术；对进入手术室后血压仍高于 180/110 mmHg 的择期手术患者建议推迟手术；限期手术患者与家属协商后选择手

术时期。对于疑似继发性高血压的患者，行择期手术前最好明确高血压病因。然而只要血电解质和肾功能正常，高血压不严重，大多数患者可耐受手术。但是早期研究显示嗜铬细胞瘤患者未被诊断而接受手术，手术死亡率可能高达80%。对于规律降压者，口服降压药应继续服用至手术时，因突然停用某些药物（如 β 受体阻滞剂、可乐定）可能引起血压反弹。但如果没有心力衰竭或术前无法改善的高血压通常在术前24 h停用 ACEI 和 ARB，因其可能会减弱术中肾素 - 血管紧张素系统的代偿性激活，导致低血压。术前使用利尿剂者应注意有无低钾血症和低血容量。CCB 可使用，但因其可能抑制血小板聚集，需注意术后出血发生率可能增加。β 受体阻滞剂可减少术中心肌缺血，对于有基础冠状动脉疾病的患者，突然停用 β 受体阻滞剂除了会引起血压升高外，还可导致恶化型心绞痛、心肌梗死或猝死。

围手术期高血压药物选择：①术前紧张情绪患者需镇静。②静脉药物：对于高血压急症或者不能口服降压药者，常用的药物包括艾司洛尔、拉贝洛尔、乌拉地尔、尼卡地平、硝普钠和硝酸甘油等。有时由于手术的紧迫性，对于高血压亚急症也可以考虑静脉药物治疗。③尽早过渡到常规口服药物治疗：术后高血压患者应注意纠正导致血压增高的因素，如疼痛、激越、高碳酸血症、低氧、血容量过多和膀胱充盈等。对于先前没有高血压但术后出现高血压的患者，一旦患者的外科情况稳定且目标血压已维持至少24 h，可停止降压治疗，并观察48~72 h。如果血压始终高于参考范围上限，应启动降压治疗。

特殊临床疾病围术期血压管理包括以下四个方面：

（1）心脏手术围术期高血压管理

基本原则是先麻醉再降压。选择以阿片类药物为主的全身麻醉，体外循环期间应该维持适当灌注量，当平均动脉压（MAP）>90 mmHg，应加深麻醉或使用降压药物。主动脉瓣膜手术在体外循环转流和术后易发生高血压，可用乌拉地尔、尼卡地平、硝普钠处理；对合并心肌肥厚的患者应维持血压在较高水平。二尖瓣成形术后应控制收缩压<120 mmHg；冠状动脉旁路移植术围术期应维持较高的灌注压，MAP>70 mmHg，避免降压过程中心率（HR）增快，保持 MAP（mmHg）/HR>1。不建议用硝普钠控制血压，以免引起冠脉窃血。动脉导管结扎术在结扎导管时将收缩压降至70~80 mmHg 或血压降低不超过基础水平的40%，应注意术后高血压反跳，及时给予镇静、乌拉地尔、β 受体阻滞剂或钙拮抗剂等治疗。

（2）主动脉夹层围术期血压管理

术前应积极控制血压和心率，防治夹层扩展。可耐受的情况下尽快将收缩压控制为 100~120 mmHg，心率控制为 50~60 次 /min。药物首选 β 受体阻滞剂。

（3）颅内病变围术期血压管理

颅内病变多伴随颅内高压。对于自发性脑出血患者，急性期收缩压降至 140 mmHg 是安全的。为防止过度降压导致脑灌注不足，可在入院血压基础上每日降压 15%~20%。可选用乌拉地尔、艾司洛尔等。动脉瘤性蛛网膜下腔出血在动脉瘤处理前 可将收缩压控制于 140~160 mmHg。术后应注意避免低血压导致脑灌注不足。

（4）嗜铬细胞瘤围术期血压管理

术前应充分补液，最终目标为术前 24 h 内未出现血压 >160/90 mmHg，未发生血压 <80/45 mmHg 及直立性低血压。降压药物以酚苄明和酚妥拉明最常用，避免未使用 α 受体阻滞剂时单独使用 β 受体阻滞剂。术中血压超过基础血压的 1/3 或者 200 mmHg 时，应暂停手术操作，并寻找原因给予降压治疗。术中应尽量避免使用刺激交感神经系统 的药物（如麻黄碱、氯胺酮等）、抑制副交感神经系统的药物、引起组胺释放的药物（如 吗啡、阿曲库铵、氟哌利多等）。

16.7　妊娠高血压

妊娠高血压（pregnancy-induced hypertension，PIH）是妊娠期特有疾病，发病率在 我国为 9.4%~10.4%。妊娠高血压会增加胎盘早剥、脑出血、弥散性血管内凝血、急性 肝功能衰竭、急性肾衰竭及胎儿宫内发育迟缓等并发症风险，是孕产妇和胎儿死亡的 重要原因之一。PIH 分为妊娠期高血压、子痫前期 / 子痫、妊娠合并慢性高血压、慢性 高血压并发子痫前期。妊娠期高血压为妊娠 20 周后发生的高血压，不伴明显蛋白尿， 分娩后 12 周内血压恢复正常。妊娠合并慢性高血压是指妊娠前即存在或妊娠前 20 周 出现的高血压或妊娠 20 周后出现高血压而分娩 12 周后仍持续血压升高。子痫前期定 义为妊娠 20 周后的血压升高伴临床蛋白尿（尿蛋白＞ 300 mg/d）或无蛋白尿伴有器官 和系统受累，如心、肺、肝、肾、血液系统、消化系统及神经系统等；重度子痫前期 定义为血压≥ 160/110 mmHg，伴临床蛋白尿，和（或）出现脑功能异常、视物模糊、 肺水肿、肾功能不全等。

妊娠高血压疾病的治疗目的是预防重度子痫前期和子痫的发生，降低母儿围产期 并发症发生率和死亡率。治疗策略应根据病情的轻重缓急和分类进行个体化治疗，尽 可能发现子痫前期-子痫的诱发病因（如自身免疫性疾病、甲状腺功能亢进、肾脏疾病 或糖尿病等）并对症处理，对不同妊娠高血压疾病孕妇分层、分类管理。轻度妊娠高血压孕妇可在门诊或住院监测与治疗；非重度子痫前期孕妇应评估后决定是否住院治疗；重度妊娠高血压、重度子痫前期及子痫孕妇均应急诊收住院监测和治疗。

收缩压 ≥ 140 mmHg 和（或）舒张压 ≥ 90 mmHg 的高血压孕妇建议降压治疗。降压注意个体化情况，降压过程力求平稳，控制血压不可波动过大，力求维持较稳定的目标血压。当孕妇未并发器官功能损伤，应将收缩压控制在 130~155 mmHg、舒张压控制在 80~105 mmHg；孕妇并发器官功能损伤，则收缩压应控制在 130~139 mmHg，舒张压应控制在 80~89 mmHg；血压不可低于 130/80 mmHg，以保证子宫胎盘血流灌注。常用的降压药物有肾上腺素能受体阻滞剂、钙离子通道阻滞剂及中枢性肾上腺素能神经阻滞剂等类药物，口服药物如拉贝洛尔、硝苯地平或硝苯地平缓释片、尼卡地平等；如口服药物血压控制不理想，可使用静脉用药，常用的有拉贝洛尔、甲基多巴、硝酸甘油、硝普钠；妊娠期一般不使用利尿剂降压，以防血液浓缩、有效循环血量减少和高凝倾向，仅当孕妇出现全身性水肿、肺水肿、脑水肿、肾功能不全、急性心功能衰竭时，可酌情使用呋塞米等快速利尿剂。妊娠期禁止使用血管紧张素转换酶抑制剂（ACEI）和血管紧张素Ⅱ受体拮抗剂（ARB）。

16.8 哺乳期高血压

哺乳期高血压亦属于妊娠高血压疾病，母乳喂养不会增加母亲血压，可能与患者自身既往高血压病史，或者有一些引起继发性高血压的因素或焦虑有关。治疗方案如下：①生活方式改善，比如低盐低脂、适量放松等；②药物治疗：降压药物需考虑药物经乳汁分泌的浓度、对产妇及新生儿的影响等因素。推荐用药包括 β 受体阻滞剂，如拉贝洛尔、普萘洛尔、美托洛尔；钙离子拮抗剂，如尼卡地平及硝苯地平。甲基多巴和肼屈嗪被认为哺乳期可安全使用。ACEI 类药物虽然在乳汁中浓度较低或微量，对新生儿影响较小，但使用需注意早产儿及新生儿肾功能不全及药物所导致的血流动力学影响，因此决定妇女在哺乳期是否接受这些药物治疗时需考虑婴幼儿全身状态。ARB 类降压药因缺乏安全性数据，应避免使用。噻嗪类利尿剂及螺内酯尽管经乳汁分泌的浓度很低，但因可能导致新生儿水电解质异常及存在抗雄激素一样的作用，不作为一线治疗用药。

（陆军军医大学大坪医院 邹 雪）

17 | 合并症高血压的处理

17.1　高血压合并冠心病

高血压是冠心病的主要独立危险因素，在亚洲人群中收缩压每升高 10 mmHg，发生心肌梗死的风险可增加 31%。60%~70% 的冠状动脉粥样硬化者患有高血压，高血压患者发生冠状动脉粥样硬化较血压正常者高 3~4 倍。

合并冠心病的高血压患者的降压目标：推荐 <140/90 mmHg，如能耐受，可降至 <130/80 mmHg，同时 DBP 不宜降至 60 mmHg 以下。对于高龄、存在冠状动脉严重狭窄病变的患者，血压不宜过低。

高血压合并稳定型心绞痛者，β受体阻滞剂、CCB 作为首选，可以降低心肌氧耗量，减少心绞痛发作。高血压合并急性冠脉综合征（acute coronary syndrome，ACS）、急性 ST 段抬高型心肌梗死（ST segment elevation myocardial infraction，STEMI）患者，β受体阻滞剂和 RAS 抑制剂在没有禁忌证者早期、长期使用，这可以明显改善患者的远期预后。血压控制不理想时可以联合使用 CCB 及利尿剂。非 ST 段抬高急性冠脉综合征患者仍以 β受体阻滞剂、CCB 作为首选，血压控制不理想，可联合使用 RAS 抑制剂以及利尿剂。需要注意的是，如果存在血管痉挛时，要注意避免使用大剂量的 β受体阻滞剂，因其有可能诱发冠状动脉痉挛。

17.2　高血压合并脑血管疾病

高血压是动脉粥样硬化主要的危险因素。高血压导致的脑动脉硬化，临床常见的表现形式有脑梗死、脑出血。据统计，70%~80% 的脑卒中患者都有高血压病史。

17.2.1 病情稳定的脑卒中的血压处理

抗高血压药物治疗能使卒中复发风险降低22%。病情稳定的脑卒中患者，如果血压 ≥ 140/90 mmHg 应启动降压治疗，降压目标应达到 <140/90 mmHg。颅内大动脉粥样硬化性狭窄（狭窄率70%~99%）导致的缺血性卒中或短暂性脑缺血发作（transient ischemic attack，TIA）患者，推荐血压达到 <140/90 mmHg。低血流动力学因素导致的脑卒中或 TIA，应权衡降压速度与幅度对患者耐受性及血流动力学影响。总之，对于病情稳定的脑卒中患者，在降压药物种类、剂量及降压目标和速度的选择上应综合考虑药物、脑卒中特点和患者自身耐受性等，制订个体化的降压方案。

17.2.2 急性缺血性脑卒中的血压处理

急性缺血性卒中准备溶栓者血压应控制在 <180/110 mmHg。缺血性卒中后 24 h 内血压升高的患者应先处理紧张焦虑、疼痛、恶心呕吐及颅内压升高等情况。血压持续升高，SBP ≥ 200 mmHg 或 DBP ≥ 110 mmHg，或伴有严重心功能不全、主动脉夹层、高血压脑病的患者，可予降压治疗。选用拉贝洛尔、尼卡地平等静脉药物，避免使用引起血压急剧下降的药物。

17.2.3 急性出血性脑卒中的血压处理

应先综合评估患者的血压，分析血压升高的原因，再根据血压情况决定是否进行降压治疗。SBP>220 mmHg，应积极使用静脉降压药物降低血压；患者 SBP>180 mmHg，可使用静脉降压药物控制血压。160 /90 mmHg 可作为参考的降压目标值，早期积极降压是安全的，但改善预后的有效性还有待进一步验证。在降压治疗期间应严密观察血压的变化，每隔 5~15 min 进行 1 次血压监测。

17.3 高血压合并心衰

中国心力衰竭患者合并高血压的比率为54.6%。高血压患者心力衰竭的发生率为28.9%。

高血压合并心衰推荐的降压目标为 <130/80 mmHg。高血压合并左心室肥厚但尚未出现心力衰竭的患者，可先将血压降至 <140/90 mmHg，如患者能耐受，进一步降低至 < 130/80 mmHg。

17.3.1 高血压合并慢性 HFrEF

首先推荐应用 ACEI（不能耐受者可使用 ARB）、β 受体阻滞剂和醛固酮受体拮抗剂。这三种药物的联合也是 HFrEF 治疗的基本方案，可以降低患者的死亡率和改善预后，又均具有良好降压作用。ARNI 具有独特双通道作用机制，抑制 RAAS 系统同时增强利钠肽系统，达到增强降压机制同时抑制心肌重构的作用，可替代 ACEI/ARB 作为首选治疗。多数此类心力衰竭患者需常规应用襻利尿剂或噻嗪类利尿剂，也有良好降压作用。如仍未能控制高血压，推荐应用氨氯地平、非洛地平。

17.3.2 高血压合并 HFpEF

病因大多为高血压，在心力衰竭症状出现后仍可伴高血压。上述三种药物并不能降低此类患者的死亡率和改善预后，但用于降压治疗仍值得推荐，也是安全的。ARNI 可能在某些 HFpEF 患者人群中有用，例如女性，不耐受其他利尿剂的患者以及复发性心力衰竭的患者。这些患者的治疗难度很大，可以尝试使用。如仍未能控制高血压，推荐应用氨氯地平、非洛地平。不推荐应用 α 受体阻滞剂、中枢降压药（如莫索尼定）。有负性肌力效应的 CCB 如地尔硫䓬和维拉帕米不能用于 HFrEF，但对于 HFpEF 患者，仍可能是安全的。

17.3.3 高血压合并急性心力衰竭的处理

临床特点是血压升高，以左心衰竭为主，发展迅速，且多为 HFpEF。需在控制心力衰竭的同时积极降压，主要静脉给予襻利尿剂和血管扩张药，包括硝酸甘油、硝普钠或乌拉地尔。若病情较轻，可以在 24~48 h 内逐渐降压；病情重伴有急性肺水肿的患者在初始 1 h 内平均动脉压的降低幅度不超过治疗前水平的 25%，2~6 h 内降至 160/100~110 mmHg，24~48 h 内使血压逐渐降至正常。

17.4 高血压合并慢性肾病

各种慢性肾脏病（CKD）导致的高血压称为肾性高血压，主要分为肾血管性高血压和肾实质性高血压。我国非透析 CKD 患者高血压患病率为 67.3%~71.2%，而透析患者中高血压患病率高达 91.7%。

17.4.1 CKD 患者的降压目标

白蛋白尿 <30 mg/d 时为 <140/90 mmHg，白蛋白尿 30~300 mg/d 或更高时为 <130/80 mmHg，60 岁以上的患者可适当放宽降压目标。

17.4.2 CKD 患者的药物治疗

ACEI 或 ARB：不但具有降压作用，还能降低蛋白尿、延缓肾功能的减退，改善 CKD 患者的肾脏预后。初始降压治疗应包括一种 ACEI 或 ARB，单独或联合其他降压药，但不建议两药联合应用。用药后血肌酐较基础值升高 <30% 时仍可谨慎使用，超

过 30% 时可考虑减量或停药。ARNI：显著降低糖尿病大鼠的蛋白尿、改善估算的肾小球滤过率（eGFR），延缓肾脏病进展。在 CKD 1~3 期患者中，可考虑优先选择。联合使用 CCB、α 受体阻滞剂、β 受体阻滞剂、利尿剂增加降压达标率。

17.4.3　肾血管性高血压的非药物治疗——肾动脉血运重建

如患肾出现萎缩趋势或肾功能明显下降，或药物治疗血压难以控制，则有血运重建的指征。肾动脉血运重建术包括单纯球囊扩张、支架植入术和外科手术。根据不同的致病原因，选择不同的重建方式。如患侧肾脏已明显萎缩（长径 <7.0 cm）或 GFR <10 mL/（min·1.73 m^2），则失去了血运重建的机会。

17.5　高血压合并糖尿病

即高血压常合并糖代谢异常。我国门诊高血压患者中 24.3% 合并糖尿病，2 型糖尿病患者中有 55% 合并有高血压。

高血压病合并糖尿病患者降压目标为 130/80 mmHg，老年或伴严重冠心病患者，宜采取更宽松的降压目标值，即 140/90 mmHg。

高血压病合并糖尿病治疗：① SBP 在 130~139 mmHg 或者 DBP 在 80~89 mmHg 的糖尿病患者，可进行不超过 3 个月的非药物治疗。如血压不能达标，应采用药物治疗。血压 ≥ 140 /90 mmHg 的患者，应在非药物治疗基础上立即开始药物治疗。②伴微量白蛋白尿的患者应该立即使用药物治疗。首先考虑使用 ACEI 或 ARB 或 ARNI；如需联合用药，应以 ACEI 或 ARB 为基础，加用利尿剂或二氢吡啶类 CCB、β 受体阻滞剂。对于没有蛋白尿和高血压的糖尿病患者，RAAS 抑制剂（ACEI、ARBs）并没有阻止糖尿病肾病的发展，不建议使用 RAAS 抑制剂预防治疗。③糖尿病合并高尿酸血症的患者慎用利尿剂。反复低血糖发作者，慎用 β 受体阻滞剂，以免掩盖低血糖症状。因此如需应用利尿剂和 β 受体阻滞剂时宜小剂量使用。④有前列腺肥大且血压控制不佳的患者可使用 α 受体阻滞剂。

（陆军军医大学大坪医院　杨　立）

18 | 代谢手术与高血压

18.1 肥胖性高血压的流行病学与定义

肥胖（obesity）在全球广泛流行，《中国儿童肥胖报告》（2017 年）显示 7~18 岁城市男女超重与肥胖检出率分别达 28.2% 和 16.4%，农村分别为 20.3% 和 12.8%。高血压在肥胖患者中普遍存在，2012 年中国 6 城市调查显示，儿童肥胖组高血压患者病为 29.1%，远高于超重组（17.4%）和体重正常组（7.8%）。上海高血压研究所发现高血压患者 76.2% 合并肥胖或超重，中国 24 万成年人横断面调查发现超过 90% 肥胖患者合并有高血压及糖脂代谢紊乱，腹型肥胖高血压风险为腰围正常者的 4 倍多。

虽然《中国高血压防治指南》修订委员会、AHA、国际糖尿病联盟发布的代谢综合征诊断标准均将高血压的诊断标准定义为 130/85 mmHg，但 2013 年 ASH 和 TOS 及 2016 年中国《肥胖相关性高血压管理的专家共识》均将肥胖高血压的诊断标准为 ≥ 140/90 mmHg，肥胖诊断标准为 BMI ≥ 28 kg/m² 和（或）腰围 ≥ 90/85 cm（男 / 女）。中国《肥胖相关性高血压管理的专家共识》提出的肥胖相关性高血压的诊断流程见图 18.1。

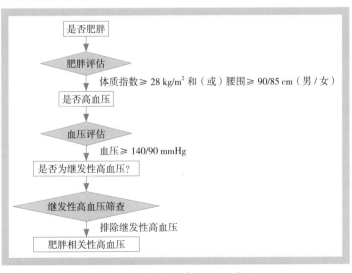

图 18.1　肥胖相关性高血压的诊断流程

18.2　肥胖性高血压的治疗

中国《肥胖相关性高血压管理的专家共识》提出：应将控制肥胖及其相关代谢紊乱与降低血压并重，实现个体化治疗，目标血压应 <140/90 mmHg，年龄 >60 岁的老年患者可放宽至 <150/90 mmHg；目标体重则应在 6 个月内下降 5%，严重肥胖者（BMI>35 kg/m²）减重应更严格，使 BMI<28 kg/m²；同时应参照中国相关疾病治疗指南将其他代谢指标如血脂、血糖、血尿酸和血同型半胱氨酸等控制到目标值。

18.2.1　生活方式干预

生活方式干预包括医学营养治疗和运动治疗，其中医学营养治疗的原则为控能量平衡膳食，肥胖男性摄入 1 500~1 800 kcal/d（1 kcal=4.186 kJ），女性 1 200~1 500 kcal/d，或在现有基础上减少 500~700 kcal/d，蛋白质、碳水化合物和脂肪供能比应为总能量的 15%~20%、55%~60%、25%~30%，同时减少钠摄入、适当增加钾摄入、控制酒精摄入。运动治疗包括有氧运动、抗阻运动和柔韧性训练。肥胖相关性高血压的运动处方为：中等或中低强度有氧运动 30~60 min/d，累计 250~300 min/ 周或消耗能量 ≥ 2 000 kcal/ 周；抗阻运动每周 2~3 d，8~12 个运动 /d，每个动作 3 组（10~15 次 / 组），注意同一肌群隔天训练 1 次；柔韧性训练每天做，特别是抗阻运动前后。体重减少 3%~5% 即可明显改善糖脂代谢，体质量下降越多，血压改善越明显，体质量下降 5% 可使收缩压和舒张压分别下降 3.0 mmHg 和 2.0 mmHg。生活方式干预可以部分改善高血压患者的肥胖，但受意志及习惯的影响，反弹概率较高，因此在生活方式干预的同时常需伴随药物治疗。

18.2.2　药物治疗

1）高血压药物使用

常用降压药对肥胖相关性高血压都有效，表 18.1 对多种降压药在肥胖性高血压患者中的使用建议进行了归纳。

表 18.1　常用降压药物及其代谢效应和使用建议

降压药物	代谢效应	使用建议
ACEI 和 ARB	改善胰岛素抵抗、激活代谢性核受体、减轻脂肪病变	首选
钙拮抗剂	对糖脂代谢、肥胖无不良影响	联合应用
利尿剂（噻嗪类、祥利尿剂）	影响尿酸、糖脂代谢	小剂量联合应用

续表

降压药物	代谢效应	使用建议
利尿剂 （醛固酮抑制剂）	对糖脂代谢无明显影响	治疗难治性高血压，慎与 ACEI 和 ARB 联合应用
β 受体阻滞剂	影响糖脂代谢	合并心肌梗死、心力衰竭、交感神经系统激活时应用
α 受体阻滞剂	改善血脂紊乱	使用时应注意体位性低血压
中枢性降压药	对糖脂代谢无明显影响	难治性高血压时联合应用

2）减肥药减重药物

减肥药物是降低体重的重要辅助手段，能更持久显著发挥减肥作用。对于生活方式干预无效的肥胖相关性高血压患者，可考虑用减肥药。目前减肥药物的靶点主要针对控制机体代谢调控的下丘脑中枢、针对脂肪组织所分泌的脂肪因子如瘦素等、针对影响胃排空和胃肠激素及抑制胃肠脂质吸收药物以及针对炎症反应的免疫系统类药物。多数减肥药有不同程度的神经及心血管系统的不良反应，临床使用很受限，因此肥胖患者在用减肥药时一定要先评估获益和风险，以最大限度地减少风险作为是否用减肥药的条件。

一些改善代谢的药物也有明显的减轻体重作用，且风险较减肥药低，如降糖药物二甲双胍、肠促胰素（incretin）类药物［胰高血糖素样肽 1（glucagon-like peptide 1，GLP-1）激动剂以及二肽基肽酶 4（dipeptidyl peptidase 4，DPP-4）］等。国内外研究显示二甲双胍在非糖尿病患者中具有减肥、改善代谢和内皮功能、降低血压的作用；钠葡萄糖协同转运蛋白 2（sodium-glucose linked transporter 2，SGLT2）抑制剂除降低血糖外，也有一定的减肥和降压作用。上述改善代谢的药物联合降压药可用于肥胖相关性高血压的治疗，但对于合并糖尿病的患者，应在专科医师指导下使用以避免发生不良反应。表 18.2 中列出了中国《肥胖相关性高血压管理的专家共识》推荐的减肥药和有减重作用的代谢药物。

表 18.2　常见减肥及改善代谢的药物

药物分类	药物名称	主要作用
减肥药物	奥利司他（orlistat）	减少脂肪吸收
	罗卡西林（lorcaserin）	增加饱腹感、抑制食欲
	芬特明（phentermine）	抑制食欲、增加能量消耗
具有减重作用的降糖药	二甲双胍	胰岛素增敏、减少肝糖输出和糖吸收
	阿卡波糖	减少蔗糖吸收
	肠促胰素（incretin）类药物（GLP-1 激动剂、DPP-4 抑制剂）	增加胰岛素分泌、抑制胰高血糖素分泌
	SGLT2 抑制剂	促进尿糖排泄

18.2.3 手术治疗

由于生活方式干预的难坚持和药物治疗副反应及效果不理念，代谢手术（减重手术）被寄予厚望。如图18.2所示，通过腹部外科手术，包括胃旁路术（Roux-en-Y gastric bypass，RYGB）、垂直袖状胃切除术（vertical sleeve gastrectomy，VSG）及可调控式胃束带手术（adjustable gastric banding，AGB），均可通过减少胃肠吸收脂肪而显著减轻患者体重，术后肠道适应过程还可引起多器官（如脑、肝等）调节功能重塑，降低饥饿感、增加饱足感、降低体重、优化葡萄糖代谢及免疫功能等，从而改善整体代谢水平。

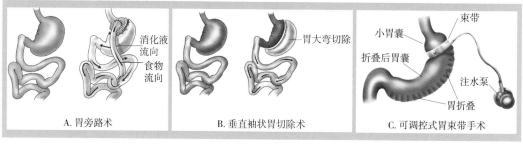

图18.2 几种减重手术示意图

18.3 肥胖代谢手术治疗肥胖性高血压的现状与展望

18.3.1 代谢手术治疗肥胖性高血压的效果

由于纳入标准不同、选择式式不同、评定标准不同等因素，各项研究中代谢手术后降压效果也不尽相同。较多的临床证据表明代谢手术对肥胖高血压短期效果肯定。近年来的较大样本研究结果见表18.3。从表中可以看出代谢手术对肥胖性高血压患者有显著的降压效果，这种效果不论是手术后的随访时间长短、不同手术方式的选择均存在。

表18.3 代谢手术对高血压的治疗作用研究

作者	研究方式	手术方法	降压效果	备注
Kotzampassi K	Meta分析	VSG	肥胖高血压减少降压药服用比率为80.6%，停用率72.5%，术后患者多余体重减少百分比为68.2%，且多余体重减少百分比每下降1%，收缩压和舒张压分别下降1 mmHg和2 mmHg	短期
Wiggins T	汇总分析	未分	代谢手术可显著降低全因死亡率（POR0.62，$P<0.001$）和心血管死亡率（POR0.50，$P<0.001$），同时显著降低高血压（POR0.36，$P<0.001$）	
Aryannezhad S	病例匹配分析	未分	对老年肥胖高血压患者，代谢手术难度、操作过程及术后并发症与年轻患者无差异，但老年组基线糖尿病和高血压较年青组多，两组术后6个月和12个月高血压改善率相似，但年青组高血压根治率高	短期

续表

作者	研究方式	手术方法	降压效果	备注
Ammar W	单中心	VSG 和 RYBG	袖状胃切除术血压下降为 24%，远高于胃旁路手术的 12%	手术方式比较
Nudotor R D	单中心	VSG 和 RYGB	两种代谢手术（VSG 和 RYGB）治疗后，83.8% 的患者 30 d 后不再使用降压药，但其中 12.7% 停药 90 d 后血压再次升高需用降压药，与 RYGB 相比，VSG 缓解的校正危险比为 1.06，VSG 的校正危险复发率为 0.84，两种手术根治高血压无明显差异，手术时服用药物较多者高血压根治的可能性降低而高血压复发的风险增加	手术方式比较
Johnsen E M	单中心	RYGB 和 VSG	术后第 1 个月 RYGB 和 VSG 各项指标下降相近，包括平均体重、收缩压 / 舒张压下降、平均降压药物数使用量下降；但 RYGB 术后第 1 到第 12 个月的血压保持不变，VSG 术后第 6 到第 12 个月血压有上升趋势，RYGB 和 VSG 术后高血压缓解率分别为 52% 和 44%。但两种手术术后 12 个月内体重均稳步下降，提示术后早期两种手术效果相近，但 RYGB 对血压的影响比 VSG 更持久	手术方式比较
Schiavon C A	单中心随机	RYGB	对 BMI 30.0~39.9 kg/m^2 且接受至少 2 种最大剂量药物治疗或 2 种以上中等剂量的药物治疗高血压患者，3 年时，RYGB 组的主要转归发生率为 73%，药物（MT）组为 11%。RYGB 组和 MT 组 3 年的用药中位数（四分位间距）分别为 1（0~2）和 3（2.8~4）（$P<0.001$），提示 RYGB 的长期效果乐可观，是中期血压控制和高血压缓解的有效策略	远期效果观察
Moussaouil E I	单中心	VSG	术后第 5 年 BMI 从（42.9±5.5）kg/m^2 显著下降至（32.2±5）kg/m^2（$P<0.001$），平均多余体重减少百分比为 63.6%，5 年后动脉高压明显降低（30.4% vs.21.5%）	远期效果观察

18.3.2　代谢手术降血压的可能机制

代谢手术降低血压的机制目前不十分清楚，推断代谢术后血压下降与下列因素有关：体重下降、肾素 - 血管紧张素系统兴奋降低、游离脂肪酸减少、胰岛素的改善、瘦素增加，代谢术后胰岛素敏感性增强和血糖改善可修复血管受损的舒张功能等。此外队列研究发现，胃转流术后排钠更快，从而发挥排钠利尿的作用，并且每日尿量增加与血压下降程度显著相关。

18.3.3　代谢手术目前的地位

2016 年 5 月，美国糖尿病协会（ADA）、国际糖尿病联盟（IDF）、英国糖尿病学会（DUK）、中华医学会糖尿病学分会（CDS）等 45 个国际组织联合发布共识，提出代谢手术是 2 型糖尿病的标准治疗选择之一。虽然代谢手术（2013 年在美国减重手术临床实践指南更新中被更名为"代谢手术")对肥胖性高血压有明显效果，但目前尚无专门的指南推荐。中国《肥胖相关性高血压管理的专家共识》建议：对于生活方式干预和药物治疗均不理想的难治性肥胖相关性高血压患者，代谢手术治疗是获得长期减肥效果和改善心血管预后的重要手段。

代谢手术并非一劳永逸的，它只是治疗肥胖高血压患者的第一步，术后患者的随访、健康教育、饮食管理等均是手术效果的重要影响因素。因此，虽然尚缺相关指南，但是为了患者术后维持长期稳定的疗效，应由代谢专业相关营养师在早期根据患者的实际情况制定个体化的、指导性的、精准的阶段饮食方案，加强患者健康饮食教育，适当补充微量元素，并建议患者适度进行有氧运动，以维持降压效果。更重要的是对术后定期随访、资料的统计与整理、全国数据分享，从而完善代谢手术后的质量管理，进一步明确代谢手术的高血压控制效果及各种手术方式的效果差异，从而提升术后疗效分析的精准度，为相关指南的制定提供理论依据及治疗建议。

（陆军军医大学大坪医院　方玉强）

19 | 阻断单基因遗传性高血压

19.1   单基因遗传性高血压的胚胎着床前遗传学诊断

单基因遗传性高血压是由单个基因突变引起的高血压，遗传方式符合孟德尔遗传定律。大部分单基因遗传性高血压为单个基因突变造成远端肾单位水电解质转运和盐皮质激素的合成或功能发生改变，导致钠 - 氯重吸收增加，容量扩张，表现为家族性早发高血压和低血浆肾素活性。单基因遗传性高血压病因明确，出生前或胚胎着床前遗传学诊断可以从根本上阻断疾病在家系中的传递，避免患儿的出生。胚胎着床前遗传学诊断（pre-implantation genetic diagnosis，PGD）是指在胚胎着床前，通过辅助生殖技术对体外培养的胚胎进行活检取材和遗传诊断分析，帮助有生育已知遗传病患儿风险的夫妻挑选出不受累的胚胎，在阻断遗传病向下一代传递的同时规避了终止妊娠或反复流产的风险。

19.2   胚胎着床前遗传学诊断的步骤和要点

19.2.1   致病变异的确定

对于携带单基因遗传性高血压的育龄夫妻，如有生育健康后代的需求，应先在心血管专科就诊，通过家系筛查明确致病基因突变，患者家系完整，三代以内所有直系亲属需接受临床检查和突变基因检测，然后进行遗传咨询。

19.2.2   遗传咨询和知情同意

患者夫妇应在考虑进行遗传阻断前，至少接收一次遗传咨询，使其充分了解自身疾病的遗传风险，充分告知 PGD 操作步骤及整个过程中的各类风险，涉及常规体外受精的治疗过程、PGD 技术的局限性、胚胎活检及冷冻复苏损伤、个别胚胎可能诊断不明、检测后无可移植胚胎、染色体嵌合型胚胎发育潜能的不确定性、无法常规鉴别染色体结构异常的携带者、由于胚胎自身的生物学特性以及检测技术的局限性可能导致误诊的风险，以及若获得持续妊娠，需行产前诊断等。

19.2.3　生育力评估

患者夫妻应进行生育力评估。询问患者夫妇的疾病史、生育史、专科检查及健康评估。除常规检查之外，男方应进行精子质量检测；女方应进行性激素水平评估、卵巢功能评估；双方均应进行体细胞染色体检测等。对于女性患者，还需心内科和产科专家联合会诊评估妊娠风险，适合妊娠的患者进一步由生殖医学专家评估女性生殖力。最后需根据夫妻双方年龄、身体状况等给予患者 PGD 指导。

19.2.4　胚胎着床前遗传学阻断

PGD 的具体操作步骤如图 19.1 所示：①女性进行超促排卵及排卵检测。利用自然月经周期采卵往往只能取到一个卵细胞，为了增加成功的机会，增加发育的卵泡以获取多个卵子，现采用刺激周期的方法，即超促排卵，一次可取得 3 个以上的卵母细胞。②采用 B 超引导下经阴道穿刺取卵。③取卵日当天进行取精。④卵子培养、体外受精及胚胎培养，胚胎冷冻。⑤胚胎培养到囊胚期，活检摘取滋养外胚层细胞（平均 5~8 个），经单细胞全基因组扩增后进行遗传学诊断。⑥挑选未携带致病变异且倍性正常的胚胎解冻，移植进子宫腔。⑦胚胎移植后补充性激素，在胚胎移植后第 14 天验晨尿及血人绒毛膜促性腺激素确定是否妊娠。⑧在妊娠后 28 d 通过 B 超检查胎儿及胚胎着床部位。⑨ PGD 胚胎移植后获得持续妊娠者，需进行侵入性产前诊断。

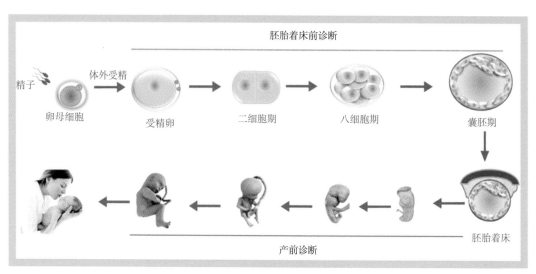

图 19.1　胚胎着床前诊断示意图

19.2.5　胚胎着床前遗传学阻断后随访

应随访妊娠的结局以及新生儿的情况，抽取脐带血进行一代 Sanger 法验证。在新生儿出生后每年进行随访，并在青少年时期进行超声心动图和心电图检查。

19.3　胚胎着床前遗传学阻断的注意事项

胚胎着床前行遗传学阻断需注意以下方面：①患者夫妇应明确知晓 PGD 的所有流程、了解 PGD 的措施和利弊。进行 PGD，应符合伦理规范和法律法规。②进行 PGD，必须提前进行预实验，只有通过预实验的家系，才可正式进入 PGD 周期。③对于携带致病突变的胎儿，应向患者及家属告知单基因遗传性高血压的自然病史和胎儿疾病发生的风险，提供生育方面建议，最终达成共识采取医疗措施前，需签署知情同意书。④尽管女方在进行 PGD 前会进行超促排卵，但高龄妇女存在卵巢功能退化时，一次性取卵细胞的数量有限，可能存在检测后无可移植胚胎等情况。预先应与患者夫妇充分沟通，可终止 PGD 或开始下一轮超促排卵周期。

（中国医学科学院阜外医院　宋　雷）

20 | 微量蛋白尿的意义

20.1 定 义

微量蛋白尿（microalbuminuria, MAU）是指尿的白蛋白排泄率超过正常范围，但低于常规方法可检测到的尿蛋白水平，是介于健康人正常参考值上限和临床蛋白尿的中间阶段，一般是指实验室检测尿白蛋白排泄率（albumin excretion rate, AER）为 20~200 μg/min（30~300 mg/24 h）或尿白蛋白/肌酐比（ACR）比率为 10~25 mg/mmol。

20.2 高血压和微量蛋白尿

肾脏损害是高血压所致重要的靶器官损害之一，虽然微量蛋白尿起初用于糖尿病肾病的诊断，但随着对高血压和肾脏的不断研究发现在高血压病中微量蛋白尿也体现了它的应用价值。由于两者的发病机制不同，高血压所表现的蛋白尿程度比糖尿病轻微得多，但已具有相当大的临床意义。当一名患者有高血压或糖尿病或同时患有这两种疾病时，肾脏血管发生病变，改变了肾脏滤过蛋白质尤其是白蛋白的功能。

高血压所致蛋白尿的形成既有肾外原因也有肾内原因，系统血压是造成蛋白尿的原因之一，但肾小球内压的变化更重要。它可使滤过分数增高而促进蛋白滤过，并可能与肾小球的通透性增大有关，可作为全身血管内皮功能障碍的一个局部表现。较高的系统血压固然可以损伤肾小球，但早期由于小球前动脉的缓冲作用，小球内压力并未出现明显升高，但是在肾小球内已经出现了早期硬化的病理迹象。随着病变进展，血管硬化、肾小球硬化则是蛋白尿形成的关键原因。

一方面，长期的高血压使肾血流动力学变化、血管内皮细胞功能异常，从而促进白蛋白从肾小球基底膜漏出形成蛋白尿。另一方面，肾脏担负着对血容量、电解质平衡及

RAS系统调节的重要作用，对维持血压的稳定至关重要，一旦出现蛋白尿等肾脏损害表现，将使高血压进展，进一步加重肾损害，两者相互影响，如此形成恶性循环，最终导致肾功能不全和心、脑、重要脏器损害等高血压相关并发症。

20.3　微量蛋白尿的意义

1974年微量蛋白尿首次被提出并应用于临床，近年来微量蛋白尿已明确作为包括糖尿病（diabetes mellitus，DM）、高血压及其他慢性肾脏疾病患者甚至普通人群心血管并发症、肾脏预后及死亡的独立预测因子，目前尿白蛋白的检测是慢性肾脏疾病高危人群的筛查指标。

微量蛋白尿有助于对肾小球病变的早期诊断，不仅是早期肾功能损害最敏感最可靠的标志，而且和整个血管有很大的联系，并可认为是动脉病变的"窗口"。因为它是肾脏和心血管系统改变的早期指征，是心血管疾病的独立危险因素，对动脉粥样硬化相关心血管事件的发生发展有重要的预测价值，是可以作为评估心血管疾病患者风险及临床预后的一项指标。目前已证实微量蛋白尿异常的高血压患者较微量蛋白尿正常的高血压患者心血管疾病的发生率及病死率均有增加。在微量蛋白尿可逆阶段给予治疗，血压的下降与微量蛋白尿的下降成正比，并且有独立于降压作用的益处。

临床通过尿微量白蛋白的检查，结合患者病史、发病情况、症状及其他化验指标，特别是在无法行肾脏穿刺活检或更高级检查的地方，一般可以判定导致尿微量白蛋白的原因，是生理性尿微量白蛋白？还是病理性尿微量白蛋白？排除肾病的可能性，或发现病因及早给予治疗。

20.4　注意事项

临床工作中，通常应用尿微量蛋白指标来监测肾病的发生发展。通过尿微量白蛋白的数值，结合发病情况、症状以及病史可以较为准确地诊断病情，判断病情进入病情变化的哪个阶段。所以，应该定期检测尿微量白蛋白，普通人应当每年一次，而尿蛋白已增高特别是合并高血压、糖尿病的患者应每3个月测试一次。这样，对于肾病的预防及早期治疗都可以起到积极作用。

尿常规中检测到尿蛋白会出现加号，既往对蛋白尿的检查只注意了初筛的尿常规有无尿蛋白的加号，这是最粗糙的。当尿蛋白一项出现加号时并不一定就是显性蛋白尿，这种情况也有可能出现在尿液浓缩的情况。对于合并有高血压或糖尿病的患者，需要开具检查尿微量白蛋白的单子时，尽量不要只检查随机尿的微量白蛋白，同时需要进行24 h尿蛋白定量检测来准确定量一天24 h尿液中有多少蛋白排出，并加以尿肌酐进行校正，以免出现片面诊断。

当尿常规检查及24 h定量提示尿微量白蛋白、蛋白尿时，需要进一步完善检查，比如泌尿系彩超、肝功能、肾功能等。同时还要注意近期患者是否有上呼吸道感染、泌尿系感染，有无其他可引起尿蛋白升高的基础疾病予以鉴别。根据检查结果及相应的病史情况来确定是什么原因引起的尿蛋白升高，根据病因进行后续相应的治疗，合并有基础疾病应予以相应的积极治疗。

送检尿标本时，注意标本的质量，避免被污染，获取标本后应及时送检，以防长时间留置影响检测结果。

20.5 治 疗

根据尿微量白蛋白含量的变化可推测肾小球病变的严重性，所以对高血压患者应更早关注微量蛋白尿，不仅要做到尽早发现，当发现微量蛋白尿后应尽早干预。对于轻度高血压患者，血流动力学负荷是蛋白尿形成的决定性因素，这种蛋白尿量经积极降压后能迅速减少，也有观点认为这时单纯地降低血压会使肾血流减少，不利于肾功能恢复。

血管紧张素Ⅱ转换酶抑制剂（ACEI）或受体阻断剂（ARB）是目前已证实可以降低和逆转微量蛋白尿、保护肾脏的两大类药物，不但能降低系统血压，而且对肾脏局部的血流动力学改变也有利，具有包括增加有效肾血浆流量、同时稳定肾小球滤过率、滤过分数下降等优点。加上蛋白尿本身也是促成肾硬化的原因，早期进行干预控制，微量白蛋白尿可以下降甚至转阴，高血压肾病或糖尿病肾病也可以延缓肾功能损害的进展甚至逆转。如果错过这个时期，微量白蛋白尿持续进展到显性蛋白尿甚至大量蛋白尿，此时的蛋白尿就难以控制，肾功能持续恶化将不可避免。及早、持续地治疗不仅仅是为了降低血压，更重要的是使心肾等靶器官得到有效保护，减少心脑血管相关并发症的发生。

综上所述，对于高血压患者，应早期关注微量蛋白尿，做好基础筛查工作，早期识别，尽早干预，保护心、脑、肾功能，减少高血压相关并发症的发生，提高对高血压患者的综合管理质量。

（陆军军医大学大坪医院　吴章民）

21 | 高血压社区管理

21.1　高血压社区管理

　　高血压属于我国慢性非传染性疾病中常见的一种，也是导致心脑血管疾病主要的危险因素。目前，我国高血压患病率呈现持续增长趋势，《中国心血管健康与疾病报告 2020》显示，1958—2015 年，全国范围高血压抽样调查显示中国居民高血压患病率呈上升趋势，估计中国 ≥ 18 岁成人高血压患病人数为 2.45 亿。面对如此严峻的境况，如此庞大的患病人数，仍有 1.3 亿高血压患者对自己的疾病处于未知状态。统计的患病人数中，有将近 3 000 万高血压患者从未接受过治疗甚至对自己的疾病处于未知状态，75% 接受过治疗的患者未达目标血压。我国在对高血压病的管理现状上一直有着高患病率、死亡率，低知晓率、控制率，居民健康意识落后的问题，高血压患者的增长和控制效果不佳，直接加重了我国的疾病负担。因此，有效提高高血压的控制效果，进而控制高血压所引起的疾病负担一直是我国慢性疾病防治的重点。

　　以社区卫生服务中心为主的高血压病管理，是一种高效、低廉的治疗高血压病、降低危险因素的有效管理模式。它改变了既往大医院单一的药物治疗模式，将患者的生理、心理、社会管理结合在一起，不仅充分调动了患者治疗的积极性，也使社区卫生服务中心的管理作用发挥到最大。国内外高血压防治经验均表明，防治高血压最有效的方法是社区管理。我国的社区高血压管理方法主要有高血压综合防治、高血压三级预防及规范化管理方法。

21.1.1　高血压的筛查与登记，建立健康档案

1）健康信息采集

　　收集高血压患者的资料是开展慢性病管理至关重要的第一步，就如同临床医生采集患者病史一样。资料收集的具体方法有：①上门调查摸底：一个社区全科医生在步

入自己的岗位后，首先必须对本社区的情况做全面了解，其次挨家挨户上门为老人建立家庭与个人健康档案、签订健康保健合同、为老人免费健康体检、针对个人与家庭健康问题提供个性化健康处方，并为居民提供个人名片，以便及时联系，如发现高血压与糖尿病随时列入慢性病专案管理中。②通过社区健康问题筛查：根据社区健康筛查，把已筛查出来的高血压患者，按小区、单元输入电脑或用网格管理表归纳整理好，并逐个核对有否建立健康档案，再将每一名慢性患者登记入表。③门诊：对门诊就诊患者，首先筛查有否高血压，如发现高血压患者，进一步核查有无健康档案，无档案便要及时建立，并填写登记表、填写随访表，把每个患者按序归纳在小区、幢、单元的登记本中。

2）建立完善的健康档案

社区高血压患者健康档案建立方式主要有：①上门建档：社区责任医师在完成60岁以上老人健康档案建立的同时，需采取有效、可行方式对社区内60岁以下居民建立健康档案，便于及时发现高危人群与慢性病患者，尽早干预与治疗。②门诊就诊建档：门诊患者首次就诊时，开始建立健康档案。患者再次就诊可以实行连续性跟踪记录。这样健康档案才能够活起来，才能利用起来，不易造成"死档"。③电话建档：主要通过电话调查相关的健康资料信息。这种方式比较灵活，可以比较自由地选择时间进行建档。④健康体检建档：两年一次老年人健康体检中发现的高血压患者及时建立健康档案。

3）健康风险分析与评估

在居民健康档案的信息系统中植入健康评估软件，选择受检对象的身体健康相关指标，进行数据和信息的录入和分析，由家庭医生对缺血性心血管病进行风险评估及预警，通过健康评估报告，为受检对象制订具有科学性和针对性的疾病防范和控制方案。

4）分层细化管理

家庭医生对居民健康档案中的指标数据和健康风险评估报告，对社区居民划分管理层级，通过分类标准和预警线，将居民按照健康水平划分为健康无症状人群、一般异常指标高危人群和疾病人群三类，针对不同层级的居民，实施针对性的干预和管理。

21.1.2　初诊高血压患者的管理

初诊高血压患者的管理内容包括判断是否有靶器官损害、判断是否有继发性高血压的可能、对高血压患者进行心血管综合危险度评估、影响生活方式改变和药物治疗依从性的障碍、给予生活方式指导和药物治疗、确定下一次随访日期、建议家庭血压监测、登记并加入高血压管理。

21.1.3　高血压长期随访的分级管理

根据基层卫生服务机构的条件和医师的情况，建议在基层高血压患者长期随访中，低危、中危、高危高血压患者实施三级管理（图21.1）。一级管理至少3个月随访一次，包括病情监测及健康教育，检查患者治疗进展和治疗计划的效果。当单纯非药物治疗1个月效果不佳时，增加药物治疗，需一级管理的患者在全科医生指导下由全科护士管理。二级管理至少2个月随访一次，包括病情监测及健康教育，检查患者治疗进展和治疗计划的效果。当单纯非药物治疗1个月效果不佳时，增加药物治疗，评价药物治疗效果。需二级管理的患者由全科医生与全科护士共同管理，或在全科医生指导下由全科护士进行随访与管理。三级管理至少1个月随访一次，及时发现高血压危象，了解血压控制水平，加强规范降压治疗，强调按时服药，密切注意患者的病情发展和药物治疗可能出现的副作用，发现异常情况及时向患者提出靶器官损害的预警与评价，督促患者到医院进一步治疗，需三级管理的患者由全科医生管理。

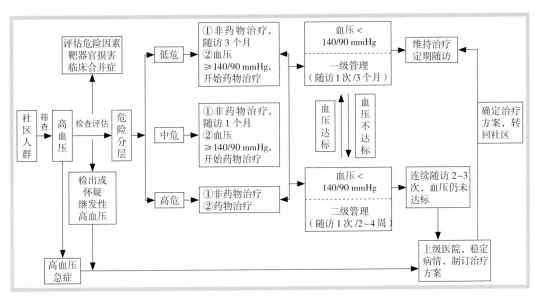

图 21.1　高血压分级管理

21.1.4　高血压知识宣传

最新高血压病指南数据显示，我国18岁以上居民高血压病的患病率约为27.9%，接近4亿人，与往年的流行病学调查统计结果相比，呈总体增高的趋势。社区高血压病规范化管理是高血压病防治的第一关，对社区高血压患者进行干预，重视防治宣传教育能有效提高高血压知晓率及控制率。

2018修订版《中国高血压防治指南》指出：社区高血压防治要采取面对全人群、高血压易患人群和患者的综合防治策略。高血压知识的宣教可以帮助患者正确了解该病的发生发展规律，充分认识自我保健在防治高血压中的重要性，努力掌握自我锻炼、优化生活方式的实际技能，提高依从性，并由被动的依从性转变为主动的参与型。宣教形式多种多样，可借助电视、网络、录像、报纸等媒体。对人群的健康教育包括通过电视、广播、报纸、网络等大众传媒进行高血压知识宣传，通过小册子、折页等文字资料直接入户宣传，通过社区服务中心的板报、宣传画及进行高血压防治知识讲座和相关咨询活动进行宣传。除了对高血压患者进行健康教育宣传外，应积极调动其家属参与学习与管理，提高社区人群的高血压知识知晓率，改变不良的饮食、生活习惯，形成健康的生活方式，将血压控制在正常范围。

21.1.5 高血压的治疗干预

目前高血压的治疗以药物为主导，按照患者的血压情况及是否伴有糖尿病、冠心病等合并疾病，选择单药治疗或多药联合治疗，在药物治疗的基础上通过健康教育增加患者对高血压的认识，提高患者的依从性，并能一定程度上减轻药物的副作用，缓解患者的心理压力，使高血压的疗效得到一定提高。在患者耐受的情况下，逐步降压达标。一般高血压患者，应将血压降至 140/90 mmHg（部分 130/80 mmHg 上下）；老年高血压患者（65~79 岁）血压应控制在 <150/90 mmHg，如果患者可耐受，则可降至 <140/90 mmHg；80 岁以上者。血压控制在 <150/90 mmHg；伴有肾脏疾病、糖尿病和稳定型冠心病的高血压患者血压控制目标为 <130/80 mmHg，脑卒中的高血压患者一般血压目标为 <140/90 mmHg。冠心病或脑卒中患者急性期间，按照指南进行诊治。

1）非药物治疗

非药物治疗主要是对生活方式的干预，包括控制体质量、低盐低脂饮食、增加钾钙镁摄入、戒烟限酒、适量运动及心理支持。这些干预措施对高血压以及其他心脑血管疾病的防治都是必不可少的。高血压 1 级患者无其他脑血管风险因素及并发症，可尝试 6~12 个月的生活方式改变，以期望可不需要使用药物治疗。如果改变生活方式无效或者出现其他风险因素，同时对于没有条件定期随访的患者，可以早期开始药物治疗。在一般情况下，应该视生活方式的改变为药物疗法的补充，而非替代。生活方式和行为习惯的改变简单易行，成本低，是高血压防治最理想的措施。

高血压防治的主要措施包括减少钠盐摄入，每人每日食盐摄入量逐步降至 <6 g，增加钾摄入；合理膳食，平衡膳食；控制体重，使 BMI<24 kg/m²；男性腰围 <90 cm；女性腰围 <85 cm；不吸烟，彻底戒烟，避免被动吸烟；增加运动，中等强度；每周 4~7 次；每次持续 30~60 min；减轻精神压力，保持心理平衡。

2）药物治疗

对于非药物治疗无效的患者应尽早开始药物治疗。大多数患者需要一种以上的药物控制其血压，实践证明单纯使用一种降压药物，超过一半的患者血压不能得到有效控制，降压方案往往需要联合服用两种或两种以上的药物。

基层医疗卫生机构应配备下述几类降压药，即①血管紧张素转换酶抑制剂（ACEI）和血管紧张素Ⅱ受体拮抗剂（ARB）。ACEI与ARB降压作用机制相似，应至少具备一种。②β受体阻滞剂。③钙通道阻滞剂（CCB）：二氢吡啶类钙拮抗剂常用于降压。④利尿剂：噻嗪类利尿剂常用于降压。

各种降压药物有不同的适应证及禁忌证，应根据患者的年龄、种族和其他临床特点选用合适的降压药物。通常预期大多数患者使用1~3种药物，在6~8周内血压可得到有效控制。

21.1.6 高血压患者的远程管理

远程管理模式操作简单方便，不像常规管理那样容易受诊疗时间、地点的限制，因此操作较易。近年来，随着互联网技术和检测工具的快速发展，移动医疗市场开始兴起，各地区可因地制宜，积极创造条件，逐步建立临床信息系统和包括高血压在内的慢病管理信息系统。

现有的血压监测App及可穿戴血压监测设备存在测量结果可靠性差，患者因操作复杂或价格昂贵接受度低，无法建立医生与患者、患者与患者的有效沟通等问题。以微信为主的高血压信息网络平台应用对于高血压患者的血压监测管理具有普遍、便捷、经济、实用的优势。

有条件的可进一步建立高血压及相关疾病远程管理平台，通过具备远程传输功能的电子血压计监测患者的院外血压数据，使患者足不出户就可以得到医生的指导建议，实现患者门诊随访之间的院外血压动态管理，进而达到改善患者治疗依从性，进一步提升基层高血压管理的质量。

21.1.7 组建高血压管理团队

既往社区对高血压患者的管理主要通过定期随访，嘱患者按时服药、定期随访为主，但存在患者依从性差、血压控制不理想的缺点。家庭医生团队管理模式作为一种新型的健康管理模式，是以签约方式与患者建立稳定的服务关系，通过进一步增强患者对社区卫生服务的信任程度，提高患者的依从性和自我保护意识，纠正其不良生活习惯，达到改善高血压患者健康状况的目的。

依托家庭医生制度建设，基层医疗卫生机构成立由专科医师、全科医师和社区护士等组成的高血压管理团队。专科医师由大医院的主治医师以上级别的、经过7年以上培训与临床经验的专科医师担任，负责患者病情的明确诊断与个体化治疗方案的制订，并带教全科医师和社区护士；全科医师负责落实专科医师的治疗方案，及时掌握、处理病情，并及时与专科医师互通，预约专家门诊，并指导健康管理师的工作；社区护士在进入团队前需接受培训，协助专科医师和全科医师与患者联系沟通、负责患者的日常随访与筛查、个体化健康教育，以及饮食、运动等生活方式的干预。团队成员分工明确，协同合作，资源互补，针对居民的健康状况和需求，实施不同类型的健康管理，包括健康评估与健康教育、建立慢病档案、进行用药指导、家庭护理、中医药"治未病"服务、健康监测等。

21.1.8　高血压患者的分级诊疗

社区管理是高血压防治有效且主要的手段，将主战场移至社区势在必行。《中国防治慢性病中长期规划（2017—2025）》提出，积极推进高血压、糖尿病、心脑血管疾病、肿瘤、慢性呼吸系统疾病等患者的分级诊疗，形成基层首诊、双向转诊、上下联动、急慢分治的合理就医秩序，健全治疗—康复—长期护理服务链。只有处在不同节点的医疗机构（医院—社区卫生服务中心）建立合作共赢关系，使慢性病患者在不同医疗机构之间、在全科医生与专科医生之间转诊时实现无缝衔接，分级诊疗才能够真正有效实现，高血压管理才能做到规范诊疗，提高疗效。

1）社区初诊高血压转出条件

社区初诊高血压转出条件主要包括以下几方面：①合并严重的临床情况或靶器官损害，需要进一步评估治疗；②多次测量血压水平达3级，需要进一步评估治疗；③怀疑继发性高血压患者；④妊娠和哺乳期妇女；⑤高血压急症及亚急症；⑥因诊断需要到上级医院进一步检查。

2）社区随诊高血压转出条件

社区随诊高血压转出条件主要包括以下几方面：①采用2种以上降压药物规律治疗，血压仍不达标者；②血压控制平稳的患者，再度出现血压升高并难以控制者；③血压波动较大，临床处理有困难者；④随访过程中出现新的严重临床疾患或原有疾病加重；⑤患者服降压药后出现不能解释或难以处理的不良反应；⑥高血压伴发多重危险因素或靶器官损害而处理困难者。

3）上级医院转回基层社区的条件

上级医院转回基层社区的条件主要包括以下几方面：①高血压诊断已明确；②治疗方案已确定；③血压及伴随临床情况已控制稳定。

21.1.9　高血压患者的自我管理

所有高血压患者都应该不同程度地参与自我管理。

1）改善依从性

全科医生应利用自己的知识和技能、资源及患者喜欢的方式来帮助患者增强防治高血压的主动性及降压药物治疗的依从性。

2）患者自我管理小组

与居委会或村委会结合，开展高血压患者的教育。

3）家庭血压测量

指导患者开展家庭自我测量血压，建议有条件的患者使用经过国际标准认证合格的上臂式自动血压计自测血压。指导患者掌握测量技术和规范操作，如实记录血压测量结果，随访时提供给医务人员作为治疗参考。

高血压病的管理在社区卫生服务中已经取得一定成效，但在实践中还存在一些问题，比如社区卫生资源分配不足、制度不健全、社区全科医生水平有限、居民对社区医生不信任、依从性差等。高血压病是一种心身疾病，需要全科医生以人为中心的健康照顾，从生理、心理、社会及家庭等方面对患者进行综合管理。相信随着新医改的进行、医疗分配制度的完善、全科医生规范化培训制度的执行及高血压病社区规范化管理体系的健全，高血压病管理的各种困难终将解决。

21.2　老年与虚弱高血压患者的特殊管理事项

截至 2017 年底，我国共有 65 岁以上老年人 15 831 万人，占人口总数的 11.4%，这标志着我国已进入老龄化社会。在这些老年人群中，超过 50% 的老年人患有高血压。多项研究分析的结果显示，老年高血压患者发生心脑血管事件的绝对风险显著增高，血压对心脑血管事件风险的影响增大。因此，将老年高血压患者的血压控制在合理范围是降低心脑血管疾病发生率、致残率、致死率的重要手段。

将年龄 ≥ 65 岁，在未使用降压药物的情况下，非同时 3 次测量血压，收缩压 ≥ 140 mmHg 和（或）舒张压 ≥ 90 mmHg，诊断为老年高血压。曾明确诊断高血压且正在接受降压药物治疗的老年人，虽然血压 <140/90 mmHg，也应诊断为老年高血压。

衰弱是以生理储备功能减退、多系统功能失调、机体对应激事件的易感性增加、更易发生不良事件为特征，老年人中衰弱与高血压常并存，对衰弱老年人群高血压的管理可进一步完善我国高血压指南的内容。

老年高血压病有其自身的特点：①单纯的收缩期高血压比较常见。大多数的老年高血压病患者为单纯的收缩期高血压，而具有这种特点的单纯收缩期高血压又有死亡率、致残率比较高的特点。②脉压差大。由于老年人的血管壁弹性减弱，收缩压比较高，舒张压比较低，老年高血压患者往往存在脉压差较大的问题。③血压波动较大，昼夜波动节律异常。④对心、脑、肾等器官伤害大。老年人伴随着各个器官损伤、机体功能衰退，有时还合并多种慢性疾病，各重要脏器对血压波动的调节能力降低，会造成很多器官损害，有时甚至发生器官衰竭。⑤易发生体位性低血压和餐后低血压，老年人由于体内各种调节机制减退，极易发生危险。不仅如此，老年高血压患者自我管理能力较差。很多研究表明，老年人对自身血压的控制率较低，依从性也较低。很多老年人表示，当临床症状有所缓解时，他们会自行减药或者停药，这不利于控制血压和减少并发症的发生率。

21.2.1 老年高血压患者的血压值和降压目标

对老年高血压患者的治疗，一方面需以降低收缩压为达标，另一方面需注意舒张压过低的情况，同时兼顾各个脏器的血液灌注。在患者能够耐受的前提下，缓慢降压，从小剂量开始，缓慢加量，应避免过快降压。不仅要防止低血压的出现，同时需要控制血压的晨峰现象。①年龄≥65岁，血压≥140/90 mmHg：在生活方式干预的同时应启动降压药物治疗将血压降至<140/90 mmHg，合并有糖尿病、冠心病、心力衰竭或肾功能不全的患者，血压应低于140/90 mmHg。②年龄≥80岁，血压≥150/90 mmHg：启动降压药物治疗，首先将血压降至<150/90 mmHg，若耐受性良好则进一步将血压降至<140/90 mmHg。③经评估确定为虚弱的高龄高血压患者，当血压≥160/90 mmHg时开始降压治疗，收缩压控制在130~150 mmHg为宜。

21.2.2 老年人降压药物应用的5项基本原则

老年高血压患者的治疗没有固定模板可寻，每例高血压患者在不同时期的治疗方案均会有变化，但都应遵循以下基本原则：①小剂量：初始治疗时通常采用较小的有效治疗剂量，并根据需要逐步增加剂量。②长效：尽可能使用1次/d、24 h持续降压作用的长效药物，有效控制夜间和清晨血压。③联合：若单药治疗效果不满意，可采用两种或多种低剂量降压药物联合治疗以提高降压效果，单片复方制剂有助于提高患者依从性。④适度：大多数老年患者需要联合降压治疗，包括起始阶段，但不推荐衰弱老年人和≥80岁高龄老年人初始联合治疗。⑤个体化：根据患者耐受性、个人意愿和经济承受能力选择合适的降压药物。

21.2.3 老年与虚弱高血压降压药物的选择

《中国老年高血压管理指南2019》对老年患者初始降压药物和联合治疗方案建议做了详细阐述，二氢吡啶钙拮抗剂（CCB）、噻嗪类利尿剂、RAS阻断剂（血管紧张素转换酶抑制剂ACEI和血管紧张素受体拮抗剂ARB）及β受体阻滞剂等均可应用于老年患者的降压治疗。无论选择何种降压药物或联合方案，实现降压达标并维持血压持续稳定，降低心脑血管事件风险是老年高血压治疗的根本目标；逐步、平稳、和缓降压，兼顾有效与安全是基本策略。

同时建议，虚弱老年高血压患者起始治疗应小剂量单药治疗，并密切监测患者的用药反应。当患者收缩压降至 140 mmHg 以下时，如情况允许，建议尽量减少降压药物种类，一般不应超过两种。

（陆军军医大学大坪医院　王　娜）

22 | 高血压研究中的临床"杂音"

高血压的诊断与治疗研究既成熟又发展迅猛，新的发现与观点会带来不同的声音，有时是各家"争鸣"，有时是传统观点的"颠覆"，有时是"用或不用"的疑惑，给高血压防治提出了新的问题。"争论是科学研究的新鲜血液"，问题越辩越明。了解这些临床研究中的"杂音"，对梳理高血压诊治中的关键问题、指导临床工作实践具有重要意义。本章选取其中"低盐对心血管疾病有益还是有害""ACEI/ARB 是否增加 COVID-19 易感性""硝苯地平是否会引发脑梗死""传统复方制剂是否应继续用于降压"等大家比较关注的问题进行讨论。

22.1 低盐是否增加心血管疾病风险

原发性高血压病因并不完全清楚，但目前认为盐的过量摄入在其中发挥重要作用，减少盐的摄入可以降低血压，从而降低心血管疾病风险。另一方面，一系列大样本、多中心、发表在高影响力国际知名杂志的研究报道，低盐饮食反而与心血管疾病死亡风险具有相关性，这给公共卫生策略的执行提出了问题：低盐饮食到底有益还是有害，是否要继续推广？同时这也给临床医生和患者带来了困惑：医生是否要继续指导患者限盐？患者是否要改变生活习惯，长期坚持低盐饮食？这些问题的答案在争论中逐渐明朗。

22.1.1 低盐膳食可以降低血压、预防高血压发生

盐摄入过多是高血压发病的重要环境因素之一，目前认为其机制包括引起水钠潴留，激活上皮钠通道（epithelial sodium channel，ENaCs）、肾素血管紧张素醛固酮系统（RAAS）与交感神经等。大量动物实验、流行病学调查和临床研究结果证实，低盐膳食可以降低血压、预防高血压发生。限盐作为高血压非药物治疗的重要措施之一，在

全球各国高血压指南中得到广泛推荐和强调。WHO 建议一般人群摄盐量应 <5 g/d。美国心脏学会（AHA）推荐高血压患者盐摄入量为 6.0 g/d；由于传统文化与饮食习惯的关系，中国人群食盐摄入量普遍偏高，平均食盐摄入量为 12.1 g/d，远高于世界卫生组织的推荐量。我国建议盐摄入量 <6 g/d，并强调重视从生命早期开始限盐。

22.1.2 低盐是否反而增加心血管疾病风险

然而，限盐与心血管疾病风险之间的关系也存在争议。部分队列随访或横向比较的观察性研究提出低盐膳食与心血管病风险相关；在心脏病和糖尿病患者中盐存在 J 形（或 U 形）曲线，认为低盐与高盐膳食均导致心血管病死亡率增高。

2014 年发表在新英格兰医学杂志（*N Engl J Med*）的 PURE 研究纳入 101 945 名来自 17 个国家、不同种族的受试者，通过尿钠水平估计盐摄入量，平均随访 8.1 年，结果表明盐摄入量过低也会增加心血管病风险，该研究中钠摄入量 <3 g/d 的高血压受试者与非高血压受试者心血管病风险均显著增加。另一项发表于美国医学会杂志（*JAMA*）、纳入 3 681 受试者的队列研究也证明，低钠排泄与心血管疾病死亡率较高相关。一项对 EPIC-Norfol 研究中 19 857 名健康受试者进行 12.9 年的随访研究发现，24 h 尿钠排泄与发生心衰的相关性也呈"U 形"。

临床流行病学专家，加拿大 McMaster 大学的 Andrew Mente 教授团队进行了两项分析研究，其中一项对 28 880 名来自 ONTARGET 和 TRANSCEND 研究受试者的分析发现，盐的摄入量与心血管事件风险呈 J 形，相对于 4~5.99 g/d，高盐（大于 7 g/d）及低盐（小于 3 g/d）均与心血管事件高风险相关。另一项发表在 *Lancet* 的研究对包括 PURE 在内的 4 项大型研究中，涉及 49 个国家共 133 118 人进行汇总分析发现，对于低盐饮食（钠消耗量 <3 g/d）的非高血压人群来讲，罹患心血管病的风险提高了 26%（*P*=0.000 9）（图 22.1）。

研究者们进而提出，限盐只应在 24 h 尿钠排泄 >5 000 mg（相当于 12.7 g 盐）的人群中进行，从而减少心血管病风险。如果依据 PURE 的研究结果，绝大部分国家的盐摄入量无需进行限制，这与 WHO 及各国高血压指南的建议截然相反。那么各方对这一观点是否认同呢？

22.1.3 各方观点

美国心脏协会（American Heart Association, AHA）首先驳斥了该观点。AHA 认为，90% 的美国人在一生中将发生高血压，与高血压密切相关的心脏病和中风是全球主要死亡原因，而限盐是防治高血压的重要措施。AHA 主席 Mark A. Creager 认为这是一项没有缺陷的研究，并强烈反对文中"低盐导致心血管疾病死亡风险增加"的观点。该研究中，

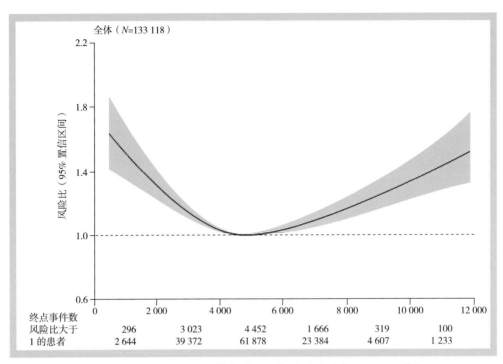

图 22.1　24 h 尿钠与心血管事件风险相关性（引自 Mente A 等）

低钠饮食与心血管疾病风险仅仅是一种相关关系，并非因果关系。低钠饮食的人心血管风险高，究竟是因为本身患有心血管疾病正在低盐饮食，还是因其他疾病饮食差不得而知。另外，该研究采用一次采集尿样的方法估算 24 h 尿钠排泄量有很大的局限性。

新英格兰医学杂志（*NEJM*）也发文提出类似观点，认为"低盐增加心血管风险"不符合判断因果关系的"Hill 原则 9 个标准"，是"伪命题"。

同年，美国食品和药物管理局（Food and Drug Administration，FDA）颁布了一项食品工业指南草案，以减少加工及方便食品中的钠盐含量，WHO 也于 2021 年再次发布了低盐饮食的标准（<5 g/d）与倡议，并强调了限盐对挽救公众生命的重要影响。

22.1.4　为何低盐导致心血管病风险增加的结论难以成立

PURE 等研究虽然样本量巨大，但分析其结果缺陷也较明显：首先，在证据强度上，这些研究多为观察性研究，其证据力度要弱于随机对照研究，仅能提示相关性，而不能证明因果关系；相反，观察干预生活方式对高血压影响的 TOHP 研究为随机对照研究，与非限盐组相比，限盐组即使钠摄入量低至 1.5～2.3 g/d，仍能减少心血管事件的发生率，对 PURE 的结论进行了直接的反驳。

其次，在实验设计上，这些研究在纳入受试者时并未排除既往心血管病史或糖尿病等相关病史，这些患者可能已经接受低盐饮食，甚至使用利尿剂，导致尿钠排泄降低，从而无法区分心血管患者本身的高死亡风险和低盐影响。而 TOHP 研究的受试者为"高血压前期人群",不合并其他心血管疾病和危险因素,可相对准确地评估盐摄入的影响。

最后,在试验方法上,这些研究对盐摄入量评估的准确性欠佳。目前评价 24 h 钠摄入量主要有两种方法:一种是多次非连续测 24 h 尿钠取平均值,被认为是测盐摄入量的"金标准";另一种是测单次尿钠后,加以年龄、性别、尿肌酐、体重、身高等变量,通过 Kasawaki 等公式校正估算,后者的准确性要远低于前者。且不论单次尿钠测定在长达数年的随访中极不准确,单就肌酐、年龄、性别、体重来说,其本身也是心血管疾病风险的重要影响因素,用来校正评估盐摄入,易产生多重共线性而无法将上述因素排除在外。PURE 等研究采用 Kasawaki 估算盐摄入,得出其与心血管病风险呈"U"形或"J"形,而 THOP 研究采用多次非连续测 24 h 尿钠测定,更能反映真实情况,其结果证实盐摄入与心血管病风险呈直线形。

钠排泄量与心血管疾病风险的关系如图 22.2 所示。

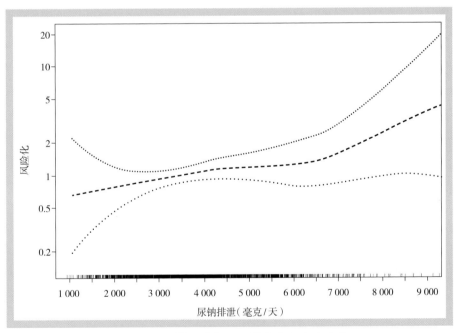

图 22.2　钠排泄量与心血管疾病风险的关系
（4 526 名 TOHP Ⅰ +TOUP Ⅱ 受试者随访 15/10 年,引自 Cook 等）

22.1.5　低盐饮食有益于减小心血管疾病风险

综上所述,虽然有临床研究报道低盐与心血管疾病死亡风险的相关性,但因证据强度及实验设计的原因,并不意味着低盐是导致心血管死亡增加的原因,各大心血管诊疗指南以及世界卫生组织还是认为低盐可降低血压,预防高血压,降低心血管死亡风险,仍应积极限盐。我国《高血压患者盐摄入量评估和血压管理临床流程》指出,老年高血压患者、肥胖的高血压患者、难治性高血压患者及有心脑血管病家族史的高血压患者等应首先进行盐摄入量评估，再根据盐摄入量制定个性化限盐计划。中国高血压指南建议，北方首先将每人每日平均食盐量降至 8 g，以后再降至 6 g；南方可控制在 6 g 以下。

22.2　ACEI/ARB 是否增加 COVID-19 易感性

2020 年初，新型冠状病毒肺炎（COVID-19）疫情来势汹汹。在 COVID-19 患者中，合并高血压的比例较高。由于新型冠状病毒（SARS-CoV-2）入侵宿主细胞的功能受体是血管紧张素转换酶 2（ACE2），而一线降压药物血管紧张素转换酶抑制剂（ACEI）或血管紧张素 Ⅱ 受体拮抗剂（ARB）有可能反射性引起 ACE2 升高，国内外学者对于合并高血压的 COVID-19 患者是否应该停用 ACEI 或 ARB 存在很大争议，应用 RAAS 阻滞剂 ACEI 或 ARB 类药物是利是弊亟待厘清，以便给临床医师以合理的指导，同时消除患者不必要的恐惧。

22.2.1　ACE2、ACEI/ARB 和 SARS-CoV-2

ACE2 与 ACE（血管紧张素转化酶）同属于肾素 - 血管紧张素 - 醛固酮系统（RAAS）。ACE 可将血管紧张素 Ⅰ（Angiotensin Ⅰ）转化为血管紧张素 2（Angiotensin Ⅱ），后者具有强烈的收缩血管与致炎作用。2000 年通过基因组测序首次发现 ACE2，ACE2 可将 Angiotensin Ⅱ 继续转化为 Angiotensin 1~7，后者通过 Mas 受体发挥舒张血管和抗炎作用，因此 ACE2 被认为是 RAAS 的负调节因子（图 22.3）。

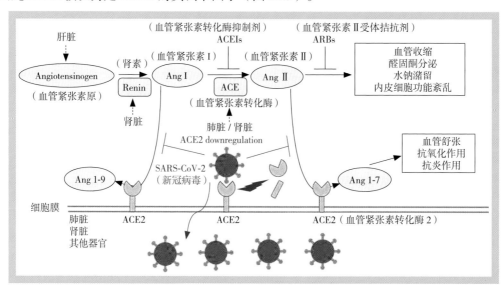

图 22.3　ACEI/ARB、ACE2 与 SARS-CoV-2 关系示意图（引自 Datta 等）

ACE2 属于 I 型整合膜蛋白（1 次跨膜），广泛分布于肺脏、心脏、肾脏和小肠表面，研究发现 ACE2 是 SARS-CoV-2 感染细胞的受体，通过结合 SARS-CoV-2 的刺突蛋白，介导其内吞入细胞。也有研究认为，SARS-CoV-2 和 ACE2 结合后，还有其他机制帮助完成病毒对细胞的感染，如福林蛋白酶等辅助，后者或许在其中发挥更为关键的作用。

ACEI 是 ACE 的抑制剂，能减少 Angiotensin II 的产生，而 ARB 是血管紧张素 2 受体（Angiotensin II type receptor 1，AT1R）的拮抗剂，阻断 AT1R 的生物学效应，二者均是高血压的一线用药，并且具有心血管保护作用。

22.2.2　ACEI/ARB 增加 ACE2 表达，理论上增加 SARS-CoV-2 易感性

研究发现，ACEI/ARB 类降压药物可在动物模型上升高 ACE2 的表达，由于 ACE2 是 SARS-CoV-2 的受体，在 COVID-19 患者中应用 ACEI/ARB 理论上有可能加快病毒体内增殖、播散，产生有害作用，引起人们的担忧，那么事实是否如此？

另一方面，SARS-CoV-2 感染机体后 ACE2 减少，ACE/Ang II /AT1R 轴相对增强，导致血压升高、炎症反应增强，因此，理论上 ACEI/ARB 等 RAAS 阻断剂还可阻断上述作用，具有潜在的抗炎作用。

22.2.3　证据表明 ACEI/ARB 与 COVID-19 感染与进展无相关性

值得注意的是，ACEI/ARB 升高 ACE2 的证据都来源于动物实验，ACEI/ARB 对 COVID-19 患者 ACE2 的表达目前没有相关研究，目前尚无证据支持 ACE2 的表达升高会增加病毒的易感性及病毒在体内的增殖或扩散。

发表在新英格兰医学杂志、纳入意大利伦巴第地区 6 272 例 SARS-CoV-2 感染者的研究发现，相比对照组，病例组患者使用 ACEI 和 ARB 类药物的占比更高。但在多因素分析中，未发现 ARB 或 ACEI 与 COVID-19 风险存在相关性。这项大型研究表明，COVID-19 患者相比对照组人群，因为合并心血管疾病的情况更为多见，因此使用 ACEI 和 ARB 的比例也高于对照组，但是，没有证据表明 ACEI 和 ARB 会影响 COVID-19 的感染风险。

ESC 2020 公布的 BRACE CORONA 研究通过对比继续或暂停 ACEI/ARB 治疗对 COVID-19 患者临床结局的影响，进一步回答了该争议。BRACE CORONA 研究表明，暂停使用 ACEI/ARB 治疗不会影响 COVID-19 患者 30 d 时存活出院情况，且在轻至中度 COVID-19 住院患者中常规暂时停用 ACEI/ARB 并没有发现临床获益，因此对于有 ACEI/ARB 适应证的患者一般应继续使用。

22.2.4　ACEI/ARB 对 COVID-19 具有潜在的保护作用

一些回顾性分析发现，使用 ACEI/ARB 降压的 COVID-19 患者死亡率较使用非 ACEI/ARB 降压药物低。*JAMA* 发文提出，对 COVID-19 患者的高血压进行管理时应继

续使用 ACEI/ARB，且有利于抗 SARS-CoV-2 感染。

Zhang 等纳入 2019 年 12 月 31 日至 2020 年 2 月 20 日在湖北 9 家医院入院的 1 128 例合并高血压的 COVID-19 患者，其中 188 例服用 ACEI/ARB。混合效应 Cox 模型分析显示，与不应用 ACEI/ARB 者相比，住院期间应用 ACEI/ARB 的患者全因死亡风险降低 58%；与应用其他降压药物的患者相比，住院期间应用 ACEI/ARB 的患者死亡风险降低 70%。

针对 37 项研究的 Meta 分析显示，与对照治疗措施相比，ACEI 和 ARB 分别可将肺炎风险降低 34% 和 5%。

COVID-19 患者应用 ACEI/ARB 获益的机制可能为抑制心血管及肺脏的 RAAS 系统。目前证据显示罹患 COVID-19 的心血管疾病患者重症率和死亡率均较高，而 ACEI/ARB 在降低心血管疾病的全因死亡率方面有确切作用。另一方面，肺脏 RAAS 过度激活，引起炎症风暴，导致肺损伤加重，ACEI/ARB 通过拮抗肺脏、心脏的 ACE/Ang Ⅱ/AT1R 轴，激活 ACE2/Ang 1-7/Mas 轴在心血管保护方面起双重作用，是 ACEI/ARB 对 COVID-19 发挥保护作用的可能机制，COVID-19 患者血浆 Ang Ⅱ 的水平明显升高，且与病毒滴度及肺损伤程度呈线性相关支持这一观点。

22.2.5 各方观点

2020 年 3 月 12 日，欧洲高血压学会（ESH）在其官网发布立场声明表达了观点：①迄今为止尚无证据显示高血压与 COVID-19 发病风险增高有关；②病情稳定的 COVID-19 合并高血压的患者，应该继续使用 ACEI 或 ARB；③现有证据不支持 COVID-19 患者应用 ACEI 和 ARB 有别于其他患者；④病情严重的 COVID-19 患者是否继续应用 ACEI 或 ARB，应该遵循现行指南的原则，根据患者具体情况做出个体化决定；⑤关于 RAAS 阻滞剂对 COVID-19 病程的影响需要进一步研究。

2020 年 3 月 17 日，美国心脏学会（AHA）、美国心脏病学会（ACC）和美国心力衰竭学会（HFSA）发表的一项联合声明指出，患高血压、心力衰竭或缺血性心脏病这三种基础疾病的 COVID-19 患者，不应停用 ACEI 或 ARB 类药物。

22.2.6 合并高血压等心血管疾病的 COVID-19 患者不应停用 ACEI/ARB 类药物

ACE2 是新型冠状病毒进入细胞的受体，但目前 ACEI/ARB 增加 ACE2 表达的证据均来自动物实验，缺乏在人体的证据，即使 ACEI/ARB 增加了人体 ACE2 的表达，也并不意味着它们增加了病毒的感染性，SARS-CoV-2 感染细胞可能还需要弗林蛋白酶等其他机制参与。目前暂没有证据显示合并高血压的 COVID-19 患者使用 ACEI/ARB 有不利影响，有适应证而无禁忌证的患者不应停用 ACEI/ARB。

22.3 硝苯地平是否会增加脑卒中风险

脑卒中具有发病率高、致死致残率高的特点，是我国居民的首要死因。我国是一个高血压大国，高血压是卒中的重要危险因素，血压控制不佳是发生脑血管意外的重要诱因，而规范使用降压药物控制血压可以有效预防脑卒中的发生。钙通道阻断剂（calcium channel blocker，CCB）是降压的一线药物，通过阻断平滑肌细胞上的 L 形钙通道，减弱钙离子内流，从而抑制兴奋 - 收缩偶联，舒张平滑肌，降低血压。硝苯地平是第一代钙通道阻断剂，其降压效果迅速而显著，广泛用于高血压治疗。

然而，自问世以来，陆续有硝苯地平使用与脑血管事件相关的报道，这让医生重新审视硝苯地平的安全性，也让患者对硝苯地平的使用产生了一定的顾虑。那么，使用硝苯地平与脑血管事件之间到底有怎样的关系，有高卒中风险的高血压患者是否还可以使用硝苯地平降血压？

22.3.1 硝苯地平短效制剂：不良反应的担忧

硝苯地平于 1969 年由德国拜耳公司研制生产，是第一个二氢吡啶类钙拮抗剂，1975 年用于治疗冠心病心绞痛并取得成功，故名心痛定；1980 年用于治疗高血压，取得较好的疗效，其短效制剂因作用迅速，降压效果明显，被用于高血压急诊的治疗。但是，硝苯地平的不良反应也逐渐引起人们的重视，陆续有硝苯地平用于高血压危象导致脑血管意外等严重不良反应的个案报道。1995 年一篇 Meta 分析指出，硝苯地平增加冠心病患者死亡率，另一项病例对照研究表明硝苯地平增加高血压患者心梗风险。1996 年 Grossman 等在 *JAMA* 发文，对 1966—1994 年被 Medline 收录的文献进行检索，列出了 16 篇具有代表性的个案报道，提出舌下含服短效硝苯地平制剂治疗高血压不仅没有临床证据支持，还可引起偏瘫、心肌梗死等严重不良反应，其机制可能与血压骤降、周围血管迅速舒张后对心脑等脏器的"窃血"以及迅速降压引起的"反射性交感活性增强"相关。Grossman 认为该现象应引起临床医生的重视，并引用 1985 年 FDA 心肾咨询委员会关于"由于疗效和安全性不明确，不建议使用舌下含服硝苯地平治疗高血压"的意见，建议停止使用舌下含服短效硝苯地平制剂治疗高血压危象。

22.3.2 争论的焦点：风险还是获益

Grossman 的文章发表后引起了巨大反响和激烈的讨论，该文的观点得到 FDA 的 Robert R. Fenichel 支持，但也不乏强烈反对的声音。1997 年，*JAMA* 对具有代表性的"Letter to the Editor"进行汇总并发表：DiMichele 认为，Grossman 提出"舌下含服短效硝苯地平制剂治疗高血压"没有数据支持，但同样也没有数据证明无效，如果经评估后潜在获益大于风险，严重不良反应的个案不应成为放弃这一应用的理由。Grossman 则回应称没有任何证据表明硝苯地平有 DiMichele 所认为的"潜在获益"。

东北卡罗莱大学的 William J. Meggs 教授提出，无法从这些个案报道中得出硝苯地平是否是出现严重并发症的原因（鉴于未使用硝苯地平的情况下也有高血压患者出现这些严重并发症）。更重要的是，Grossman 等没有考虑患者的基数（分母）有多大，虽然这 16 篇个案报道了严重不良反应，但使用这一治疗方案的可能有上百万人，作者提出的观点尽管也有可能正确，但对个案报道是所有证据中强度最低的。Grossman 及同事对此进行了回复：他们同意计算并发症时分母可能被低估，但是值得注意的是，确认的严重并发症（分子）可能同样被严重低估，因为多数情况下医生不愿意将脑梗、心梗等不良反应报道，以免被追责。

意大利 Padua 医学院的 Semplicini 教授认为，由于"发表偏倚"，安全使用硝苯地平的例数被严重低估，而严重不良反应的实际发生率应该更低，Semplicini 对 EM Base 数据库和 Derwent Drug File 数据库 1977—1997 年的数据进行检索，3 792 名使用硝苯地平治疗高血压及并发症的患者，有 34 例出现严重并发症（1 例脑血管意外），但无法确定这些并发症是否由硝苯地平引起。硝苯地平副作用更有可能与不正确的使用有关（如用于假性高血压急症患者），正确把握适应证可能比禁止使用硝苯地平更为合理。

Stephen R. Thomas 教授在文章中指出，1985 年 FDA 心肾咨询委员会发布"短效硝苯地平治疗高血压疗效与安全性不确定"的意见后，有 21 篇文献涉及这一治疗方案的疗效及安全性，这些文章有可能会改写 FDA 的意见，故用 1985 年 FDA 的意见指导现在的用药不一定合适。Grossman 的文章价值"更像是对短效硝苯地平不良反应易感因素"的一个归纳（如高龄、既往有心脑血管病变），全面禁止硝苯地平的使用"将使临床医生减少一个有效的降压武器"。

波蒙格利医学院的 Bloomfield 教授提出，Grossman 提到的严重不良反应还应考虑药物的"量 - 效"关系；Furberg 等 1995 年曾报道硝苯地平的副作用存在明显的"量 - 效"关系，故不应简单地全面禁止这一药物在高血压危象的使用。

Patrick J. Kelly 则引用了 JNC5 的推荐，认为"硝苯地平是治疗高血压危象的选择之一"，但不建议"无症状的高血压"使用，应该筛选使用对象而不是禁止该药物的使用。

虽然双方的分歧仍然较大，但此后的一些回顾性分析则陆续表明，短效硝苯地平的不良反应客观存在且值得被重视：一项以 16 069 名急性脑卒中患者为研究对象的回顾性分析发现，7 d 内服用短效硝苯地平明显升高患者脑卒中风险（OR=4.17，95%CI=2.93～5.93），该文章于 2011 年发表在 *Neurology* 杂志。杂志社同期发表社评，认为这是除个案报道以外，短效硝苯地平导致脑血管不良反应的重要证据支持。

这一研究结果被 2019 年的一项横断面研究所支持，该研究纳入 272 785 名缺血性脑卒中患者和 77 798 名出血性脑卒中患者［平均年龄（77.8 ± 14.3）岁和（70.8 ± 16.6）岁］，结果发现使用短效硝苯地平明显增加缺血性脑卒中（OR=4.51，95%CI=3.99～5.11）和出血性脑卒中（OR=2.98，95%CI=2.30～3.84）风险。

22.3.3 降压速度过快可能是短效硝苯地平不良反应的原因

从已有的报道来看，短效硝苯地平导致脑卒中等不良反应，于高血压急症多见。高血压急症伴随靶器官损伤，需快速控制血压，过去 40 年，短效硝苯地平因降压效果明显、见效快，成为治疗高血压急症常用的方法之一，但其脑血管事件的发生也并不少见。一项回顾性研究发现，在 115 例使用硝苯地平治疗的高血压急症患者中，2 例出现短暂性脑缺血，2 例出现缺血性脑卒中，均发生于服用硝苯地平后 0.5～1 h。一项前瞻性随机对照研究报道，与对照相比，使用硝苯地平治疗高血压急症出现短暂性脑缺血的比例更高。通过对 56 例高血压急症患者使用硝苯地平（20 mg）前后的血压、脑电图进行分析发现，服药后 2 h 内有 3 例患者脑电图改善，27 例无变化，但却有 26 例脑电图异常程度明显增加，θ 和 δ 及其频段功率值明显升高，这些患者的血压降低幅度也明显大于脑电图改善者及无明显改变者。据此作者提出口服硝苯地平降压急骤时，可造成或加重脑损伤。类似的报道也提到使用硝苯地平后发生脑梗死的高血压急症患者，其血压降低过快［降幅达（117.2/64.3 ± 18.1/10.5）mmHg］。

正如 Grossman 等在文章中提到，鉴于短期内降压幅度太大，不建议短效硝苯地平用于高血压急症的处理，代谢快、降压幅度可控的硝普钠等静脉药物更加安全。

既然高血压会导致脑卒中，那为什么具有良好降压效果的硝苯地平反而增加脑卒中发病率呢？目前认为这与硝苯地平引起血压下降过快有关：高血压急症需尽快控制血压，但也要平稳、阶梯式降压。硝苯地平短时间内使血压快速下降，健康个体的脑血流具有一定自我调节作用，尚可适应这种急剧改变；但有长期高血压病史的老年人，多合并心脑血管的器质性病变，脑血流的调节能力减弱，对血压骤降反应特别敏感。血压骤降往往使已经狭窄的脑动脉供血进一步不足，发生脑部实质损害。此外，周围血管扩张引起窃血现象，也可导致中枢供血不足；最后，血压骤降可引起反射性心动过速，激活交感神经系统，导致过多儿茶酚胺分泌，进一步诱发脑卒中。

22.3.4　硝苯地平长效控释剂型具有更好的安全性

硝苯地平在高血压的防治中到底是敌是友？有高卒中风险的高血压患者是否还可以使用硝苯地平降压？从文献可见，报道的案例基本上都是在使用短效的硝苯地平后出现并发症，并且多出现在老年患者，高血压急症更多见（用药后可出现更大降幅）。针对这一问题，硝苯地平的短效剂型逐渐被长效缓释剂型和控释剂型所替代。

硝苯地平控释片是利用控释技术制备的长效型钙拮抗剂，采用渗透压泵系统确保药物 24 h 匀速释放，使得整个用药期间血压控制平稳，副作用明显减少。1997 年发表在 *Circulation* 的一篇 Meta 分析纳入了 98 项随机对照研究，该研究发现 5 198 名暴露于长效或缓释剂型硝苯地平的高血压患者，包括卒中在内的不良反应发生率为 0.24%，与对照组相比（5 402 例，不良反应发生率 0.44%）无显著差异（OR=0.49，95% CI=0.22~1.09）。

国际硝苯地平控释片抗高血压实验（INSIGHT 研究）提示，与复方利尿剂相比，硝苯地平控释片并不明显增加脑卒中的发生率，显示了良好的安全性。而血压的控制对预防卒中有显著效果。因此，包括 JNC8 等各大高血压管理指南将 CCB 类药物作为降压的一线药物推荐，并没有指出硝苯地平不宜用于高卒中风险的脑血管患者。

另一方面，随着高血压急症处理流程的改进和规范，合理的降压幅度、阶梯式降压已成为共识：通常 1 h 之内平均动脉压降幅不超过治疗前水平的 25%，在随后的 2~6 h 之内，逐渐将血压降至 160/100 mmHg 左右，在此后的 1~2 d 可以将血压降至正常。随着长效制剂与静脉降压药的应用，短效硝苯地平也渐渐退出高血压急症治疗药物的阵营，近年来所见脑血管并发症的报道较 20~40 年前相比已明显减少。

22.3.5　合理选择剂型，并按适应证使用硝苯地平可避免诱发脑卒中等并发症

综上所述，硝苯地平导致脑血管事件并发症与短效制剂导致的血压下降幅度过大有关，并多见于有器质性病变的老年患者和高血压急症患者；而使用控释长效制剂、充分评估风险可预防上述并发症的发生。作为一线抗高血压药物的主要成员，硝苯地平仍有其独特的优势，在无禁忌的情况下仍可用作治疗高血压的选择之一。

22.4　传统复方制剂是否能用于降压

我国高血压发病率高，经济负担重，而高血压的知晓率、降压药物使用率以及血压达标率与发达国家相比有明显差距，这种情况在经济欠发达地区或边远地区尤为严重。在我国高血压治疗的历程中，国产传统复方降压制剂曾发挥了特定的作用。

20 世纪 70 年代，CCB、ACEI、ARB、β 受体阻滞剂等一线降压药还没有广泛应用于临床。基于大多数高血压患者需要两种以上不同机制的降压药联合才能达到降压目标；且固定剂量、配伍的单片复方制剂还能提高患者对治疗的依从性，减少治疗费用，我国研发的固定复方制剂也就应运而生。

22.4.1 传统复方制剂降压药

1. 利血平及其复方制剂

利血平为肾上腺素能神经抑制药，可阻止肾上腺素能神经末梢内儿茶酚胺和 5- 羟色胺的贮存，促进其耗竭从而达到降压作用。服用该药的患者对麻醉药的心血管抑制作用非常敏感，术中很容易发生血压下降和心率减慢，一般建议术前停药 7~14 d，以保证手术期间的安全。早在 1982 年 WHO 和 FDA 就提出了安全警告，1998 年 FDA 公布将其淘汰。

20 世纪 60 年代中期，上海市高血压研究所邝安堃教授研究团队最早研发了复方降压片（复方利血平片）；20 世纪 70 年代，首都医科大学附属北京安贞医院的洪昭光教授研发了复方利血平氨苯蝶啶片（降压 0 号）。复方利血平氨苯蝶啶片自问世以来，在我国人群中积累了大量的使用经验。在当前众多新药涌入市场的情况下，复方利血平氨苯蝶啶片仍然是基层医疗单位治疗轻中度高血压的常用药物之一，在中国高血压防治工作中发挥着重要的作用。时至今日，这些固定复方制剂仍在特定区域或人群中发挥应有的作用。

复方利血平氨苯蝶啶片每片含氢氯噻嗪 12.5 mg、氨苯蝶啶 12.5 mg、硫酸双肼屈嗪 12.5 mg 和利血平 0.1 mg，共 4 种药物成分。4 种成分具有一定的协同作用。

2. 复方罗布麻片

罗布麻是夹竹桃科植物，生长于我国西北地区，是一味传统中草药，具有降压、利尿、强心的作用。复方罗布麻片是一种复合制剂的降压药，成分非常复杂，该药物中含有罗布麻叶、野菊花、三硅酸镁、硫酸双肼屈嗪、氢氯噻嗪、维生素 B_6，该药不良反应较多，临床早已不作为一线降压药物，但仍有相当一部分社区高血压患者使用该药。

22.4.2 传统复方制剂降压药在我国的应用情况

虽然在临床诊治工作中使用传统复方制剂降压的患者并不在少数，但是系统的统计却相对较少。赵丽明等报道了 2011—2012 年成都武侯区 337 名高血压患者中复方制剂的使用率约为 14%；2017—2018 年呼和浩特市 8 个行政村成年常住居民高血压患者中，传统复方制剂的使用率为 16.90%。值得注意的是，传统复方制剂的使用率逐年下降：2007—2011 年抗高血压药物的应用情况分析，上海莘庄社区 2007 年传统复方制剂在高血压患者中高居首位，占 44.7%，到 2011 年这一数据降到 24%，但仍居第二位。

22.4.3 传统复方制剂治疗高血压的疗效与安全性

1）降压效果

虽然使用传统复方制剂降压的患者基数大，覆盖面广。但与之相反的是，其循证医学证据相对较少，且缺乏高质量、大样本、设计合理、严格对照的临床研究。这可能由于该药物面世之初，我国的临床研究起步较晚、科研力量相对薄弱，而随后新型降压药物逐渐占据主流，传统复方制剂的使用人群向经济欠发达、边远地区倾斜，逐渐退居二线。

传统固定复方制剂的循证医学证据如何？ 2002—2003 年由北京大学人民医院牵头组织的国家"十五"攻关课题"北京降压 0 号治疗轻中度原发性高血压的长期疗效观察"采用多中心、临床随机对照研究，对 175 例高血压患者进行为期 1 年的临床疗效观察，单独使用复方利血平氨苯蝶啶片治疗 12 个月后，血压 <140/90 mmHg 和 <130/85 mmHg 的患者比例分别为 84.6% 和 52.6%，未发现低钾血症和抑郁倾向。出现不良反应的人数为 24 例（13.4%），主要为轻度头晕、头痛，继续治疗均可自行缓解，无严重不良反应发生。

对 1 799 例社区高血压患者按社区分别采用复方利血平氨苯蝶啶片降压和常规降压治疗方案（自主选择就医方式和服药种类）连续治疗 3 年，两组的血压达标率分别为 90.0% 和 79.5%，无严重不良反应发生，但有报道甘油三酯升高和血钾升高。以降压 0 号为基础治疗方案的 CHINOM 研究（中国正常高值血压伴心血管病危险因素者的干预研究）已经入选受试者 1 万余人，目前仍在研究中。

除了有效降压，降压作用是否持久与平稳是降压药物的重要考量因素之一。那么传统复方制剂在这方面表现如何呢？复方利血平氨苯蝶啶片的动态血压测量（60 例受试者）研究显示，收缩压谷峰比 88.9%，舒张压谷峰比 73.3%，每日一次服药可以平稳地降低血压。另一项对 120 例高血压患者观察 18 个月的研究发现，降压 0 号的降压效果与平稳性与氨氯地平相仿。

在靶器官保护方面，复方利血平氨苯蝶啶片的资料较少，仅有一些小样本的研究观察到其可改善左室肥厚，暂无肾脏以及血管的数据。

2）安全性

中国医学科学院阜外医院王增武等对 766 例高血压患者进行了 2 年的观察，发现降压 0 号和复方降压片在有效降压的同时，不良反应率均较低，分别为 0.5% 和 1.35%。

张奕等对全国 11 861 名社区中高血压患者服用降压 0 号的情况进行流行病学调查，

提出使用降压 0 号 4 周未出现严重不适症状。将 19 项研究共 2 434 例高血压患者的资料进行荟萃分析，结果显示复方利血平氨苯蝶啶片组与常规治疗组（包括钙拮抗剂、利尿剂、血管紧张素转换酶抑制剂、其他复方制剂或中成药）的不良反应发生率差异无统计学意义。

复方罗布麻片的临床证据更少，不仅缺乏高质量的循证证据，且现有研究多为和一线高血压药物联用的研究，难以明确其本身的有效性和安全性。

一方面是真实世界中的大量应用，另一方面其大部分成分目前已非一线用药，且缺乏循证医学证据，用还是不用传统复方制剂降压，是摆在患者和医疗工作者面前的一个问题。

22.4.4 各方观点

支持传统复方制剂的观点认为，传统固定复方制剂主要适用于轻、中度高血压患者。复方利血平氨苯蝶啶片降压疗效明确、使用方便、患者依从性好、价格低廉、不良反应较少，可作为降压治疗的选择之一。2016 年，中国老年医学学会高血压分会和中国医师协会高血压专业委员会讨论并起草《复方利血平氨苯蝶片临床应用中国专家共识》，认为我国传统固定复方制剂降压效果明确且价格低廉，在经济欠发达地区仍可以作为无明显靶器官损害的轻、中度高血压患者降压治疗的一种选择。2014 年版《中国高血压基层管理指南》指出，高血压治疗的基本目标是血压达标，降压药物需长期甚至终身应用，医生要充分考虑患者的经济承受能力，选择适合的药物。

反对的观点认为，传统固定复方制剂尚缺乏科学、规范、大规模的、以降低心血管硬化终点事件风险为目标的随机对照研究，该类药物的不良反应和疗效不明确，是否平稳持续降压也受到诸多质疑。在 20 世纪 70 年代那个缺医少药的年代，降压 0 号这种便宜有效的药物确实发挥了巨大作用，然而，如今有很多长效、安全的降压药可以选用，作为副作用众多、临床证据较少、靶器官保护不明确的"降压 0 号"在大医院早已不再推荐，在高血压诊疗指南里也早已不见踪影。

复方制剂由于成分复杂，且很多成分是已经淡出历史舞台的老药，安全性让人担忧：利血平可以作用于中枢神经系统产生镇静作用，长期使用可导致神经精神系统疾病，另外，消化性溃疡、结肠癌患者也禁用。氨苯蝶啶可能引起高尿酸血症和痛风，双肼屈嗪具有潜在的致癌风险，有可能导致心肌病，大剂量服用可引起皮肤狼疮样改变。虽然仅有的一些临床资料显示传统复方制剂应用安全，但这些研究样本量较少，观察时间较短，设计均有一定缺陷，且使用传统复方制剂的大多为经济条件较差的人群，其对高血压的认知与重视程度有限，或因经济原因就诊的意愿不强，其不良反应很有可能被低估。并且传统复方制剂仅在我国使用，缺乏国外的大型研究，各大高血压指南也并不推荐，不应作为常规使用。在第三版《中国高血压防治指南》中，虽然上述药物仍有提及，但已不作为一线推荐。

22.4.5 缺少循证医学证据和靶器官保护作用的传统复方制剂不应作为首选

综上所述，传统复方制剂在我国居民的高血压防治中发挥了历史作用。但是高血压的诊断与治疗学不断发展，现在已经有一批长效、平稳降压、具有靶器官保护作用、使用安全、经过大量循证医学检验的新型降压药可供选择。在高血压的防治上，我们也应该紧跟时代，与时俱进，与国际接轨。随着经济的发展和人民生活水平的提高，以及对高血压宣教的普及，传统复方制剂正逐渐退出历史舞台，许多医院药房已经不备有传统复方降压药，医生也很少推荐该类药物。

另一方面，随着医疗改革的深化，"带量采购"的实施，我国仿制药的跟进，一线降压药的价格已大幅下降，传统复方制剂的"价格优势"也不再明显，是否还要使用传统复方制剂降压，相信在不久的将来不再是一个问题，时间会给出答案。

（陆军军医大学大坪医院　李良鹏）

参考文献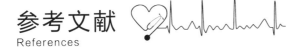
References

［1］《中国心血管健康与疾病报告 2019》编写组.《中国心血管健康与疾病报告 2019》节选：高血压部分［J］. 中华高血压杂志, 2021, 29（3）: 203-214.

［2］侯宁, 黄飞翔. 从古籍中看高血压［J］. 当代医药论丛, 2017, 15（16）: 4-7.

［3］ESUNGE P M. From blood pressure to hypertension: the history of research［J］. J R Soc Med, 1991, 84（10）: 621.

［4］MAHMOOD SS, LEVY D, VASAN RS, et al. The Framingham Heart Study and the epidemiology of cardiovascular disease: a historical perspective［J］. Lancet, 2014, 383（9921）: 999-1008.

［5］王增武. 高血压防治成效渐显, 但任重道远［J］. 中华高血压杂志, 2021（29）: 201-202.

［6］YONG H, FOODY J, LINONG J, et al. A systematic literature review of risk factors for stroke in China［J］. Cardiol Rev, 2013, 21（2）: 77-93.

［7］LAWES C M, RODGERS A, Bennett D A, et al. Blood pressure and cardiovascular disease in the Asia Pacific region［J］. J Hypertens, 2003（21）: 707-716.

［8］FISCHER U, COONEY M T, BULL L M, et al. Acute post-stroke blood pressure relative to premorbid levels in intracerebral haemorrhage versus major ischaemic stroke: a population-based study［J］. The Lancet. Neurol, 2014（13）: 374-384.

［9］MISTRI A K, ROBINSON T G, POTTER J F. Pressor therapy in acute ischemic stroke: systematic review［J］. Stroke, 2006（37）: 1565-1571.

［10］MCGORRIAN C, YUSUF S, ISLAM S, et al. Estimating modifiable coronary heart disease risk in multiple regions of the world: the interheart modifiable risk score［J］. Eur Heart J, 2011（32）: 581-589.

［11］KANEKO H, YANO Y, ITOH H, et al. Association of blood pressure classification using the 2017 American College of Cardiology/American Heart Association Blood Pressure Guideline with Risk of Heart Failure and Atrial Fibrillation［J］. Circulation, 2021, 143（23）: 2244-2253.

［12］ KRITTAYAPHONG R, RANGSIN R, Thinkhamrop B, et al. Prevalence and associating factors of atrial fibrillation in patients with hypertension: a nation-wide study ［J］. BMC Cardiovasc Disorders, 2016（16）: 57.

［13］ RAHMAN F, YIN X, LARSON M G, et al. Trajectories of risk factors and risk of new-onset atrial fibrillation in the framingham heart study ［J］. Hypertension, 2016（68）: 597-605.

［14］ O'NEAL WT, SOLIMAN EZ, QURESHI W, et al. Sustained pre-hypertensive blood pressure and incident atrial fibrillation: the multi-ethnic study of atherosclerosis ［J］. J Am Soc Hypertens, 2015（9）: 191-196.

［15］ 任艳霞, 郭雪娅. 高血压与心房颤动的关系 ［J］. 心血管病学进展, 2021, 42（3）: 240-243.

［16］ WEBER M A, BLOCH M, BAKRIS G L, et al. Cardiovascular outcomes according to systolic blood pressure in patients with and without diabetes: an accomplish substudy ［J］. J Clin Hypertension, 2016（18）: 299-307.

［17］ BROOK R D, KACIROTI N, BAKRIS G, et al. Prior medications and the cardiovascular benefits from combination angiotensin-converting enzyme inhibition plus calcium channel blockade among high-risk hypertensive patients ［J］. J Am Heart Assoc, 2018: 7（1）: e006940.

［18］ LUYCKX V A, AL-ALY Z, BELLO A K et al. Sustainable development goals relevant to kidney health: an update on progress ［J］. Nat Rev Nephrol, 2021（17）: 15-32.

［19］ ZHANG L, ZHAO M H, ZUO L, et al. China kidney disease network（ck-net）2015 annual data report ［J］. Kidney Int Suppl, 2019（9）: e1-e81.

［20］ 国家心血管病中心, 等. 国家基层高血压防治管理指南 2020 版 ［J］. 中国循环杂志, 2021, 36（3）: 209-220.

［21］ 中国高血压联盟《动态血压监测指南》委员会. 2020 中国动态血压监测指南 ［J］. 中国医学前沿杂志: 电子版, 2021, 13（3）: 34-51.

［22］ 中国高血压联盟《家庭血压监测指南》委员会. 2019 中国家庭血压监测指南 ［J］. 中国医学前沿杂志: 电子版, 2019, 11（5）: 21-25.

［23］ 中国营养学会, 中国居民膳食指南科学研究报告工作组. 中国居民膳食指南科学研究报告 2021 ［M］. 北京: 科学出版社, 2021.

［24］ 国家心血管病中心. 中国心血管健康与疾病报告 2019 ［M］. 北京: 科学出版社, 2020.

［25］ SACKS F M, SVETKEY L P, VOLLMER W M, et al. Effects on blood pressure of reduced dietary sodium and the dietary approaches to stop hypertension（DASH）diet ［J］. N Eng J Med, 2001, 343（1）:3 -10.

［26］ ICR G. Intersalt: an international study of electrolyte excretion and blood pressure. Results for 24 hour urinary sodium and potassium excretion ［J］. BMJ Clin Res, 1988, 293（6644）: 319- 328.

［27］ 中华医学会心血管病学分会高血压学组. 限盐管理控制高血压中国专家指导意见［J］. 中华高血压杂志, 2015, 23（11）: 1028-1034.

［28］ 孙宁玲, 姜一农, 王鸿懿, 等. 我国高血压患者的钠盐摄入现状［J］. 中华高血压杂志, 2020, 28（11）: 1025-1031.

［29］ HE F J, LI J, MACGREGOR G A. Effect of longer term modest salt reduction on blood pressure: cochrane systematic review and meta—analysis of randomised trials ［J］. BMJ, 2013, 346:fl325.

［30］ SCHLAICH M P, GRASSI G, LAMBERT G W, et al. European Society of Hypertension Working Group on obesity obesity-induced hypertension and target organ damage: current knowledge and future directions ［J］. J Hypertens, 2009（27）: 207-211.

［31］ 中华医学会心血管病学分会高血压学组. 肥胖相关性高血压管理的中国专家共识［J］. 中华心血管病杂志, 2016, 44（3）: 212-219.

［32］ 周兆凡. 饮酒与高血压［M］. 北京: 人民卫生出版社, 2001.

［33］ STOLARZ-SKRZYPEK K, KUZNETSOVA T, THIJS L, et al. Fatal and non-fatal outcomes, incidence of hypertension, and blood pressure changes in relation to urinary sodium excretion ［J］. JAMA, 2011, 305（17）: 1777-1785.

［34］ ARIMA H. Alcohol reduces insulin hypertension relationship in a general population: the Hisayama study ［J］. J Clin Epidemiol, 2002 , 55（9）:863-869.

［35］ LAMBERT E, DAWOOD T, STRAZNICKY N, et al. Association between the sympathetic firing pattern and anxiety level in patients with the metabolic syndrome and elevated blood pressure ［J］ . J Hypertens , 2010, 2（3）:543 - 550.

［36］ BAJKO Z, SZEKERES C C, KOVACS K R, et al. Anxiety, depression and autonomic nervous system dysfunction in hypertension ［J］. J Neurol Sci, 2012, 31（1-2）: 112-116.

［37］ PAN Y, CAI W, CHENG Q, et al. Association between anxiety and hypertension: a systematic review and meta-analysis of epidemiological studies ［J］. Neuropsychiatr Dis Treat, 2015（11）: 1121-1130.

［38］SHAHAB L, MINDELL J, DOULER N R, et al. Hypertension and its identification among current, past and never smokers in an English population sample［J］. Eur Cardiovasc Prey Rehabili, 2010, 17（1）: 63-70.

［39］易国勤，程茅伟，宋毅，等. 中年人群不同业余静态时间与肥胖/超重及高脂血症关系的研究［J］. 公共卫生与预防医学, 2008, 19（6）: 23-25.

［40］WHELTON S P, CHIN A, XIN X, et al. Effect of aerobic exercise on blood pressure: a meta-analysis of randomized, controlled trial［J］. Ann Intern Med, 2002, 136（7）:493-503.

［41］高飞，高焱莎. 我国高血压流行病学现状［J］. 中日友好医院学报, 2012, 26（5）: 307-310.

［42］STAMLER J. The INTERSALT study: background, methods, findings, and implications［J］. Am J Clin Nutr, 1997, 65（2S）: 626-642.

［43］牟建军，褚超. 盐敏感性高血压研究进展与展望［J］. 中华高血压杂志, 2016, 24（8）: 706-709.

［44］ELIJOVICH F, WEINBERGER M H, Anderson C A, et al. Salt sensitivity of blood pressure: a scientific statement from the American Heart Association［J］. Hypertension, 2016, 68: e7-e46.

［45］余骏逸，曾春雨. 限盐是与非［J］. 中华高血压杂志, 2016, 24（3）: 204-207.

［46］中国营养学会. 中国居民膳食指南 2016［M］. 北京: 人民卫生出版社, 2016.

［47］孙宁玲. 高盐—高血压的科学之声［J］. 中华高血压杂志, 2017, 25（6）: 519-524.

［48］祝之明. 减盐降压应实施限人与促排并举的策略［J］. 中华高血压杂志, 2017, 25（1）: 5-8.

［49］中华医学会心血管病学分会高血压学组，中华心血管病杂志编辑委员会. 中国高血压患者血压血脂综合管理的专家共识［J］. 中华心血管病杂志, 2021, 49（6）: 554-563.

［50］中华医学会糖尿病学分会. 中国2型糖尿病防治指南（2020年版）［J］. 中华糖尿病杂志, 2021, 13（4）: 315-409.

［51］AGOSTINIS-SOBRINHO C, GOMEZ-MARTINEZ S, NOVA E, et al. Lifestyle patterns and endocine, metabolic, and immunologicai biomarkers in European adolescents: the HELENA study［J］. Pediatr Diabetes, 2019, 20（1）: 23-31.

［52］LI Y, SCHOUFOUR J, WANG D D, et al. Healthy lifestyle and life expectancy free of cancer, cardiovascular disease, and type 2 diabetes: prospective cohort study［J］. BMJ, 2020（368）: 16669.

［53］BYRD J B, BROOK R D. Anxiety in the "age of hypertension"［J］. Curr Hypertens Rep, 2014, 16（10）: 486.

［54］戴伦，刘蔚，李莹莹，等. 抑郁症与高血压有什么关系？［J］. 中华高血压杂志, 2016, 24(2):

11-114.

［55］赵振铭, 徐红, 迟相林. 高血压患者的三张心理处方［J］. 中华高血压杂志, 2017, 25（6）: 525-527.

［56］FOWKES F G, PRICE J F, STEWART M C, et al. Aspirin for prevention of cardiovascular events in a general population screened for a low ankle brachial index: a randomized controlled tria［J］. JAMA, 2010, 303（9）: 841-848.

［57］WACHTELL K, HORNESTAM B, LEHTO M, et al. Cardiovascular morbidity and mortality in hypertensive patients with a history of atrial fibrillation: the Losartan intervention for end point reduction in hypertension（LIFE）study［J］. J Am Coll Cardio, 2005, 45（5）: 705-711.

［58］HUO Y, LI J, QIN X, et al. Efficacy of folic acid therapy in primary prevention of stroke among adults with hypertension in China: the CSPPT randomized clinical trial［J］. JAMA, 2015, 313（13）: 1325-1335.

［59］UK Prospective Diabetes Study Group. Tight blood pressure control and risk of macrovascular and microvascular complications in type 2 diabetes: UKPDS 38. UK Prospective Diabetes Study Group［J］. BMJ, 1998, 317（7160）: 703-713.

［60］SEVER P S, DAHLÖF B, POULTER N R, et al. Prevention of coronary and stroke events with atorvastatin in hypertensive patients who have average or lower-than-average cholesterol concentrations, in the Anglo-Scandinavian Cardiac Outcomes Trial-Lipid Lowering Arm（ASCOT-LLA）:a multicentre randomized controlled trial［J］. Lancet, 2003, 361（9364）: 1149-1158.

［61］YUSUF S, LONN E, PAIS P, et al. Blood-pressure and cholesterol lowering in persons without cardiovascular disease［J］. N Engl J Med, 2016, 374（21）: 2032-2043.

［62］SUNBUL M, SUNBUL E A, KOSKER S D, et al. Depression and anxiety are associated with abnormal nocturnal blood pressure fall in hypertensive patients［J］. Clin Exp Hypertens, 2014, 36（5）: 354-358.

［63］FARQUHAR J W. The place of hypertension control in total cardiovascular health: perspectives outlined by the Victoria Declaration［J］. Clin Exp Hypertens, 1995, 17（7）: 1107-1111.

［64］HUANG Y, WANG S, CAI X, et al. Prehypertension and incidence of cardiovascular disease: a meta-analysis［J］. BMC Med, 2013（11）: 177.

［65］RAPSOMANIKI E, TIMMIS A, GEORGE J, et al. Blood pressure and incidence of twelve cardiovascular diseases: lifetime risks, healthy life-years lost, and age-specific associations in 1·25 million people ［J］. Lancet, 2014, 383（9932）: 1899-1911.

［66］ ETTEHAD D, EMDIN C A, KIRAN A, et al. Blood pressure lowering for prevention of cardiovascular disease and death: a systematic review and meta-analysis ［J］. Lancet, 2016, 387（10022）: 957-967.

［67］ WHELTON P K, CAREY R M, ARONOW W S, et al. 2017 ACC/AHA/AAPA/ABC/ ACPM/AGS/APhA/ASH/ASPC/NMA/PCNA Guideline for the prevention, detection, evaluation, and management of high blood pressure in adults: executive summary: a report of the American College of Cardiology/American Heart Association Task Force on Clinical Practice Guidelines ［J］. Hypertension, 2018, 71（6）: 1269-1324.

［68］ WILLIAMS B, MANCIA G, SPIERING W, et al. 2018 ESC/ESH Guidelines for the management of arterial hypertension ［J］. Eur Heart J, 2018, 39（33）: 3021-3104.

［69］ 中国心血管健康与疾病报告编写组. 中国心血管健康与疾病报告 2019 概要 ［J］. 中国循环杂志, 2020, 35（9）: 833-854.

［70］ HUANG Y, SU L, CAI X, et al. Association of all-cause and cardiovascular mortality with prehypertension: a meta-analysis ［J］. Am Heart J, 2014, 167: 160-168.

［71］ HUANG Y, CAI X, LIU C, et al. Prehypertension and the risk of coronary heart disease in Asian and Western populations: a meta-analysis ［J］. J Am Heart Assoc, 2015（4）: e001519.

［72］ WANG J G, LIU L. Global impact of 2017 American College of Car diology /American Heart Association Hypertension Guidelines: a perspective from China［J］. Circulation, 2018, 137（6）: 546-548.

［73］ KRAMER H J, TOWNSEND R R, GRIFFIN K, et al. KDOQI US commentary on the 2017 ACC /AHA hypertension guideline ［J］. Am J Kidney Dis, 2019, 73（4）: 437-458.

［74］《中国高血压防治指南》修订委员会, 高血压联盟（中国）, 中华医学会心血管病学分会, 等. 中国高血压防治指南（2018 年修订版）［J］. 中国心血管杂志, 2019, 24（1）: 24-56.

［75］ WILLIAMS B, MANCIA G, SPIERING W, et al. 2018 ESC/ESH Guide- lines for the management of arterial hypertension: the task force for the management of arterial hypertension of the European Society of Cardiology and the European Society of Hypertension ［J］. J Hypertens, 2018, 36（10）: 1953-2041.

［76］ 中国老年医学学会高血压分会, 国家老年疾病临床医学研究中心中国老年心血管病防治联盟. 中国老年高血压管理指南 2019 ［J］. 中国心血管杂志, 2019, 24（1）: 1-23.

［77］ UMEMURA S, ARIMA H, ARIMA S, et al. The Japanese Society of Hypertension guidelines for the management of hypertension（JSH 2019）［J］. Hypertens Res, 2019, 42（9）: 1235-1481.

［78］ RABI D M, MCBRIEN K A, SAPIR-PICHHADZE R, et al. Hypertension Canada's 2020 comprehensive guidelines for the prevention, diagnosis, risk assessment, and treatment of hypertension in adults and children［J］. Can J Cardiol, 2020, 36（5）: 596-624.

［79］ 郭辛茹, 蔡广研. 国内外最新高血压管理指南的解读与思考［J］. 中华肾病研究电子杂志, 2021, 10（1）: 1-6.

［80］ WANG Z, CHEN Z, ZHANG L, et al. Status of hypertension in China: results from the China hypertension survey［J］. Circulation, 2018, 137（22）: 2344-2356.

［81］ 雷鹏, 张冬颖. 不同国家和地区高血压指南的启动治疗阈值与降压目标的异同［J］. 中华高血压杂志, 2020, 28（12）: 1218-1212.

［82］ UNGER T, BORGHI C, CHARCHAR F, et al. 2020 International Society of Hypertension global hypertension practice guidelines［J］. J Hypertens, 2020, 38（6）: 982-1004.

［83］ van Den BORN B H, LIP G Y H, BRGULJAN-HITIJ J, et al. ESC Council on hypertension position document on the management of hypertensive emergencies［J］. Eur Heart J Cardiovasc Pharmacother, 2019, 5（1）: 37-46.

［84］ 中国脑出血诊治指南 2019［J］. 中华神经科杂志, 2019, 52（12）: 994-1005.

［85］ 中国急性缺血性脑卒中诊治指南 2018［J］. 中华神经科杂志, 2018（51）: 666-682.

［86］ RIMOLDI S F, SCHERRER U, MESSERLI F H. Secondary arterial hypertension: when, who, and how to screen?［J］. Eur Heart J, 2014, 35（19）: 1245-1254.

［87］ 郭冀珍. 继发性高血压的鉴别诊断和治疗［J］. 中华心血管病杂志, 2004, 32（S2）: 13-16.

［88］ LOURDES L, LUIS T J, GABRIEL S, et al. Continuous positive airway pressure treatment in sleep apnea patients with resistant hypertension: a randomized, controlled trial［J］. J Hypertens, 2010, 28（10）: 2161-2168.

［89］ CALHOUN D A, NISHIZAKA M K, ZAMAN M A, et al. Aldosterone excretion among subjects with resistant hypertension and symptoms of sleep apnea［J］. Chest, 2004, 125（1）: 112-117.

［90］ DOUMA S, PETIDIS K, DOUMAS M, et al. Prevalence of primary hyperaldosteronism in resistant hypertension: a retrospective observational study［J］. Lancet, 2008, 371（9628）: 1921-1926.

［91］ SCHLAICH M P, SOBOTKA P A, KRUM H, et a1. Renal sympathetic-nerve ablation for uncontrolled hypertension［J］.N Engl J Med, 2009（361）: 932-934.

［92］ CHARRON F M, BLANCHARD M G, LAPOINTE J Y. Intracellular hypertonicity isresponsible for water flux associated with Na$^+$/glucose cotransport［J］.Biophys J, 2006（90）: 3546-3554.

［93］ HILTUNEN T P. Liddle's syndrome associated with a point mutation inthe extracellular domain of the epithelial sodium channel gamma subunit［J］. J Hypertens, 2002（20）: 2383-2390.

［94］ 中国库欣病诊治专家共识（2015）［J］. 中华医学杂志, 2016, 96（11）: 835-840.

［95］ 中华医学会内分泌学分会肾上腺学组. 原发性醛固酮增多症诊断治疗的专家共识［J］. 中华内分泌代谢杂志, 2016, 32（30）: 188-195.

［96］ SIMONETTI G D, MOHAUPT M G, BIANCHETTI M G. Monogenic forms of hypertension ［J］. Eur J Pediatr, 2012, 171（10）: 1433-1439.

［97］ MOSSOL L, CARVAJAL C, GONZALEZ A, et al. Primary aldo steronism and hypertensive disease［J］. Hypertension, 2003, 42（2）: 161-165.

［98］ WILLIAMS T A, LENDERS J W M, MULATERO P, et al. Out-comes after adrenalectomy for unilateral primary aldosteronism: an international consensus on outcome measures and analysis ofremission rates in an international cohort［J］. Lancet Diabetes Endocrinol, 2017, 5（9）: 689-699.

［99］ FOWLER A M, BURDA J F, KIM S K. Adrenal artery emboli-zation: anatomy, indications, and technicalconsiderations［J］. Am J Roentgenol, 2013, 201（1）: 190-201.

［100］ 陈硕, 周锐飞, 董一飞, 等. 江西省首例经皮超选择性肾上腺动脉栓塞报道［J］. 江西医药, 2018, 53（4）: 319-321.

［101］ HOKOTATE H, INOUE H, BABA Y, et al. Aldosteronomas: experience with superselective adrenal arterial embolization in 33 cases［J］. Radiology, 2003, 227（2）: 401-406.

［102］ SPRINGER D M, COFTA S, JUSZKAT R, et al. The effectiveness of bronchial artery embolisation in patients with haemoptysis［J］. Adv Respir Med, 2018, 86（5）: 220-226.

［103］ 陈灏珠, 林果为, 王吉耀, 等. 实用内科学［M］. 北京: 人民卫生出版社, 2013.

［104］ 中华医学会内分泌学分会. 原发性醛固酮增多症诊断治疗的专家共识（2020版）［J］. 中华内分泌代谢杂志, 2020, 36（9）: 727-736.

［105］ SONG Y, YANG S, HE W, et al. Confirmatory tests for the diagnosis of primary aldosteronism: a prospective diagnostic accuracy study［J］. Hypertension, 2018, 71（1）: 118-124.

［106］ HOLLAND O B, BROWN H, KUHNERT L, et al. Further evaluation of saline infusion for the diagnosis of primary aldosteronism［J］. Hypertension, 1984, 6（5）: 717-723.

［107］ STOWASSER M, AHMED A H, COWLEY D, et al. Comparison of seated with recumbent saline suppression testing for the diagnosis of primary aldosteronism［J］. J Clin Endocrinol Metab, 2018, 103（11）: 4113-4124.

［108］ AHMED A H, COWLEY D, WOLLEY M, et al. Seated saline suppression testing for the diagnosis of primary aldosteronism: a preliminary study［J］. J Clin Endocrinol Metab, 2014, 99（8）: 2745-2753.

［109］ 中华医学会内分泌学分会. 嗜铬细胞瘤和副神经节瘤诊断治疗的专家共识（2020版）［J］. 中华内分泌代谢杂志, 2020, 36（9）: 737-750.

［110］ TIMMERS H J, CHEN C C, CARRASQUILLO J A, et al. Staging and functional characterization of pheochromocytoma and paraganglioma by ^{18}F-fluorodeoxyglucose （^{18}F-FDG） positron emission tomography［J］. J Natl Cancer Inst, 2012, 104（9）: 700-708.

［111］ 中华医学会内分泌学分会. 库欣综合征专家共识（2011年）［J］. 中华内分泌代谢杂志, 2012, 28（1）: 1-48.

［112］ NIEMAN L K, BILLER B M, FINDLING J W, et al. The diagnosis of Cushing's syndrome: an endocrine society clinical practice guideline［J］. J Clin Endocrinol Metab, 2008, 93（5）: 1526-1540.

［113］ DAGOGO-JACK I, SHAW A T. Tumour heterogeneity and resistance to cancer therapies［J］. Nat Rev Clin Oncol, 2018, 15（2）: 81-94.

［114］ MARUSYK A, JANISZEWSKA M, POLYAK K. Intratumor heterogeneity: the rosetta stone of therapy resistance［J］. Cancer Cell, 2020, 37（4）: 471-484.

［115］ PEETERS L E J, KESTER M P, FEYZ L, et al. Pharmacokinetic and pharmacodynamic considerations in the treatment of the elderly patient with hypertension［J］. Expert Opin Drug MetabToxicol, 2019, 15（4）: 287-297.

［116］ FAN W G, XIE F, WAN Y R, et al. The impact of changes in population blood pressure on hypertension prevalence and control in China［J］. J Clin Hypertens（Greenwich）, 2020, 22（2）: 150-156.

［117］ MANOSROI W, WILLIAMS G H. Genetics of human primary hypertension: focus on hormonal mechanisms［J］. Endocr Rev, 2019, 40（3）: 825-856.

［118］林莹, 张宇清. 高原性高血压的患病率、发病机制及治疗研究进展［J］. 中华高血压杂志, 2020, 28（1）: 82-86.

［119］陈琦玲. 特殊类型高血压临床诊治要点专家建议［J］. 中国全科医学, 2020, 23（10）: 1202-1228.

［120］殷国青, 周晓辉. 高血压流行病学研究现状［J］. 临床医药文献电子杂志, 2018, 5（4）: 189-190, 192.

［121］陈伟伟, 高润霖, 刘力生, 等.《中国心血管病报告2016》概要［J］. 中国循环杂志, 2017, 32（6）: 521-530.

［122］李军. 围术期高血压管理专家共识［J］. 临床麻醉学杂志, 2016, 32（3）: 295-297.

［123］王子豪, 殷跃辉. 阻塞性睡眠呼吸暂停综合征合并高血压的机制及其治疗进展［J］. 心血管病学进展, 2015, 36（4）: 503-506.

［124］中国医师协会高血压专业委员会. 妊娠期高血压疾病血压管理中国专家共识［J］. 中华高血压杂志, 2012, 20（11）: 1023-1027.

［125］WANG J G, KARIO K, CHEN C H, et al. Management of morning hypertension: a consensus statement of an Asian expert panel［J］. J Clin Hypertens（Greenwich）, 2018, 20（1）: 39-44.

［126］JENSEN M D, RYAN D H, APOVIAN C M, et al. 2013 AHA/ACC/TOS guideline for the management of overweight and obesity in adults: a report of the American College of Cardiology/American Heart Association Task Force on Practice Guidelines and The Obesity Society［J］. Circulation, 2014, 129（25 S2）: S102-S138.

［127］FLYNN J T, KAELBER D C, BAKER-SMITH C M, et al. Clinical practice guideline for screening and management of high blood pressure in children and adolescents［J］. Pediatrics, 2017, 140（3）: e20171904.

［128］DONG B, MA J, WANG H J, et al. The association of overweight and obesity with blood pressure among Chinese children and adolescents［J］. Biomed Environ Sci, 2013, 26（6）: 437-444.

［129］HANSEN M L, GUNN P W, KAELBER D C. Underdiagnosis of hypertension in children and adolescents［J］. JAMA, 2007, 298（8）: 874-879.

［130］MCNIECE K L, POFFENBARGER T S, TURNER J L, et al. Prevalence of hypertension and prehypertension among adolescents［J］. J Pediatr, 2007, 150（6）: 640-644.

［131］CHIOLERO A, CACHAT F, BURNIER M, et al. Prevalence of hypertension in schoolchildren based on repeated measurements and association with overweight［J］. J Hypertens, 2007, 25（11）: 2209-2217.

［132］ CHEN X, WANG Y. Tracking of bloodpressure from childhood to adulthood: a systematic review and metaregression analysis［J］. Circulation, 2008, 117（25）: 3171-3180.

［133］ FALKNER B, GIDDING S S, PORTMAN R, et al. Blood pressure variability and classification of prehypertension and hypertension in adolescence［J］. Pediatrics. 2008, 122（2）: 238-242.

［134］ TRACY R E, NEWMAN W P Ⅲ, WATTIGNEY W A, et al. Histologic features of atherosclerosis and hypertension from autopsies of young individuals in a defined geographic population: the Bogalusa heart study［J］. Atherosclerosis, 1995, 116（2）: 163-179.

［135］ URBINA E M, KHOURY P R, MCCOY C, et al. Cardiac and vascular consequences of prehypertension in youth［J］. J Clin Hypertens（Greenwich）, 2011, 13（5）: 332-342.

［136］ 王薇, 赵冬. 中国老年人高血压的流行病学［J］. 中华老年医学杂志, 2005, 24（4）: 246-247.

［137］ 李立明, 饶克勤, 孔灵芝, 等. 中国居民2002年营养与健康状况调查［J］. 中华流行病学杂志, 2005, 26（7）: 478-484.

［138］ 李苏宁, 陈祚, 王增武, 等. 我国老年高血压现状分析［J］. 中华高血压杂志, 2019, 27（2）:140-150.

［139］ ARONOW W S, FLEG J L, PEPINE C J, et al. ACCF /AHA 2011 expert consensus document on hypertension in the elderly: a report of the American College of Cardiology Foundation Task Force on Clinical Expert Consensus Documents developed in collaboration with the American Academy of Neurology, American Geriatrics Society, American Society for Preventive Cardiology, American Society of Hypertension, American Society of Nephrology, Association of Black Cardiologists, and European Society of Hypertension［J］. J Am Soc Hypertens, 2011, 5（4）: 259-352.

［140］ UMESAWA M, KOBASHI G. Epidemiology of hypertensivedisorders in pregnancy: prevalence, risk factors, predictorsand prognosis［J］. Hypertens Res, 2017, 40（3）: 213-220.

［141］ YE C, RUAN Y, ZOU L, et al. The 2011 survey on hypertensive disorders of pregnancy（HDP）in China: prevalence, risk factors, complications, pregnancy and perinatal outcomes［J］. PLoS One, 2014, 9（6）: e100180.

［142］ BROWN M A, MAGEE L A, KENNY L C, et al. Hypertensive disorders of pregnancy:

ISSHP classification, diagnosis, and management recommendations for international practice ［J］. Hypertension, 2018, 72（1）: 24-43.

［143］ 中华医学会心血管病学分会女性心脏健康学组，中华医学会心血管病学分会高血压学组.妊娠期高血压疾病血压管理专家共识（2019）［J］.中华心血管病杂志, 2020, 48（3）:195-204.

［144］ PIEPOLI M F, HOES A W, AGEWALL S, et al. 2016 European Guidelines on cardiovascular disease prevention in clinical practice: The Sixth Joint Task Force of the European Society of Cardiology and Other Societies on Cardiovascular Disease Prevention in Clinical Practice （constituted by representatives of 10 societies and by invited experts）Developed with the special contribution of the European Association for Cardiovascular Prevention & Rehabilitation（EACPR）［J］. Eur Heart J, 2016（37）: 2315-2381.

［145］ ELLIOTT P, STAMLER J, NICHOLS R, et al. Intersalt revisited: further analyses of 24 h sodium excretion and blood pressure within and across populations ［J］. BMJ, 1996（312）: 1249-1253.

［146］ SUCKLING R J, HE F J, MARKANDU N D, et al. Modest salt reduction lowers blood pressure and albumin excretion in impaired glucose tolerance and type 2 diabetes mellitus: a randomized double-blind trial ［J］. Hypertension, 2016（67）: 1189-1195.

［147］ MANCIA G, FAGARD R, NARKIEWICZ K, et al. 2013 ESH/ESC guidelines for the management of arterial hypertension: the Task Force for the Management of Arterial Hypertension of the European Society of Hypertension（ESH）and of the European Society of Cardiology（ESC）［J］. Eur Heart J, 2013（34）: 2159-2219.

［148］ ROERECKE M, KACZOROWSKI J, TOBE S W, et al. The effect of a reduction in alcohol consumption on blood pressure: a systematic review and meta-analysis ［J］. Lancet Public Health, 2017（2）: e108-e120.

［149］ Holmes M V, DALE C E, ZUCCOLO L, et al. Association between alcohol and cardiovascular disease: Mendelian randomisation analysis based on individual participant data ［J］. BMJ, 2014（349）: g4164.

［150］ DICKINSON H O, MASON J M, NICOLSON D J, et al. Lifestyle interventions to reduce raised blood pressure: a systematic review of randomized controlled trials ［J］. J Hypertens, 2006（24）: 215-233.

［151］ SOFI F, ABBATE R, GENSINI G F, et al. Accruing evidence on benefits of adherence to the

Mediterranean diet on health: an updated systematic review and meta-analysis［J］. Am J Clin Nutr, 2010（92）: 1189-1196.

［152］ MENTE A, de KONING L, SHANNON H S, et al. A systematic review of the evidence supporting a causal link between dietary factors and coronary heart disease［J］. Arch Intern Med, 2009（169）: 659-669.

［153］ ESTRUCH R, ROS E, SALAS-SALVADO J, et al. PREDIMED Study Investigators. Primary prevention of cardiovascular disease with a Mediterranean diet［J］. N Engl J Med, 2013（368）: 1279-1290.

［154］ DOMENECH M, ROMAN P, LAPETRA J, et al. Mediterranean diet reduces 24-h ambulatory blood pressure, blood glucose, and lipids: one-year randomized, clinical trial［J］. Hypertension, 2014（64）: 69-76.

［155］ CICERO A F G, GRASSI D, TOCCI G, et al. Nutrients and nutraceuticals for the management of high normal blood pressure: an evidence-based consensus document［J］. High Blood Press Cardiovasc Prev, 2019（26）: 9-25.

［156］ HALL J E, do CARMO J M, da SILVA A A, et al. Obesity-induced hypertension: interaction of neurohumoral and renal mechanisms［J］. Circ Res, 2015（116）: 991-1006.

［157］ NETER J E, STAM B E, KOK F J, et al. Influence of weight reduction on blood pressure: a meta-analysis of randomized controlled trials［J］. Hypertension, 2003（42）: 878-884.

［158］ CORNELISSEN V A, SMART N A. Exercise training for blood pressure: a systematic review and meta-analysis［J］. J Am Heart Assoc, 2013（2）: e004473.

［159］ CASONATTO J, GOESSLER K F, CORNELISSEN V A, et al. The blood pressure-lowering effect of a single bout of resistance exercise: a systematic review and meta-analysis of randomised controlled trials［J］. Eur J Prev Cardiol, 2016（23）: 1700-1714.

［160］ COSTA E C, HAY J L, KEHLER D S, et al. Effects of high-intensity interval training versus moderate-intensity continuous training on blood pressure in adults with pre-to established hypertension: a systematic review and meta-analysis of randomized trials［J］. Sports Med, 2018（48）: 2127-2142.

［161］ YARLIOGLUES M, KAYA M G, ARDIC I, et al. Acute effects of passive smoking on blood pressure and heart rate in healthy females［J］. Blood Press Monit, 2010（15）: 251-256.

［162］ GROPPELLI A, GIORGI D M, OMBONI S, et al. Persistent blood pressure increase induced by heavy smoking［J］. J Hypertens, 1992（10）: 495-499.

［163］ MATTHEWS K A, KATHOLI C R, MCCREATH H, et al. Blood pressure reactivity to psychological stress predicts hypertension in the CARDIA study［J］. Circulation, 2004（110）: 74-78.

［164］ GIORGINI P, DI GIOSIA P, GRASSI D, et al. Air pollution exposure and blood pressure: an updated review of the literature［J］. Curr Pharm Des, 2016（22）: 28-51.

［165］ 曾春雨. 高血压病学——从基础到临床、从指南到实践［M］. 北京: 科学出版社, 2019: 325-334.

［166］ SEGA R, CORRAO G, BOMBELLI M, et al. Blood pressure variability and organ damage in a general population: results from the PAMELA study（Pressioni Arteriose Monitorate E LoroAssociazioni）［J］. Hypertension, 2002（39）: 710-714.

［167］ ZHOU B, LI C, SHOU J, et al. The cumulative blood pressure load and target organ damage in patients with essential hypertension［J］. J Clin Hypertens（Greenwich）, 2020（22）: 981-990.

［168］ SHERWOOD A, HILL L K, BLUMENTHAL J A, et al. The effects of ambulatory blood pressure monitoring on sleep quality in men and women with hypertension: dipper vs. nondipper and race differences［J］. Am J Hypertens, 2019（32）: 54-60.

［169］ SU D, DU H, ZHANG X, et al. Season and outdoor temperature in relation to detection and control of hypertension in a large rural Chinese population［J］. Int J Epidemiol, 2014（43）: 1835-1845.

［170］ HERMIDA R C, CALVO C, AYALA D E, et al. Treatment of non-dipper hypertension with bedtime administration of valsartan［J］. J Hypertens, 2005（23）: 1913-1922.

［171］ GOYAL A, NARANG K, AHLUWALIA G, et al. Seasonal variation in 24h blood pressure profile in healthy adults: a prospective observational study［J］. J Hum Hypertens, 2019（33）: 626-633.

［172］ WANG Z, WANG X, CHEN Z, et al. Hypertension control in community health centers across China: analysis of antihypertensive drug treatment patterns［J］. Am J Hypertens, 2014, 27（2）: 525-259.

［173］ WANG J G, LI Y, FRANKLIN S S, et al. Prevention of stroke and myocardial infarction by amlodipine and angiotensin receptor blockers: a quantitative overview［J］. Hypertension, 2007, 50（1）: 181-188.

［174］ THOMOPOULOS C, PARATI G, ZANCHETTI A. Effects of blood-pressurelowering treatment on outcome incidence: Effects in individuals with high-normal and normal blood pressure: overview and metaanalyses of randomized trials ［J］. J Hypertens, 2017（35）: 2150-2160.

［175］ THOMOPOULOS C, PARATI G, ZANCHETTI A. Effects of blood pressure lowering on outcome incidence in hypertension: Head-to-head comparisons of various classes of antihypertensive drugs-overview and meta-analyses ［J］. J Hypertens, 2015（33）: 1321-1341.

［176］ THOMOPOULOS C, PARATI G, ZANCHETTI A. Effects of blood pressure lowering on outcome incidence in hypertension: effects of various classes of antihypertensive drugs-overview and meta-analyses ［J］. J Hypertens, 2015（33）: 195-211.

［177］ PATS Collaborating Group. Post-stroke antihypertensive treatment study. A preliminary result ［J］. Chinese Medical, 1995, 108（9）: 710-717.

［178］ AL BADARIN F J, ABUANNADI M A, LAVIE C J, et al. Evidence-based diuretic therapy for improving cardiovascular prognosis in systemic hypertension［J］. Am J Cardio, 2011, 107（8）: 1178-1184.

［179］ CLELAND J G, COLETTA A P, LAMMIMAN M, et al. Clinical trials update from the European Society of Cardiology meeting 2005: CARE-HF extension study, ESSENTIAL, CIBIS-Ⅲ, S-ICD, ISSUE-2, STRIDE-2, SOFA, IMAGINE, PREAMI, SIRIUS-Ⅱ and ACTIVE ［J］. Eur J Heart Fail, 2005, 7（6）: 1070-1075.

［180］ 比索洛尔多中心研究协作组. 国产比索洛尔对高血压 2 型糖尿病患者糖代谢的影响［J］. 中华内科杂志, 2005, 44（7）: 503-505.

［181］ EMDIN C A, RAHIMI K, NEAL B, et al. Blood pressure lowering in type 2 diabetes: a systematic review and meta-analysis ［J］. JAMA, 2015, 313: 603-615.

［182］ 中国医疗保健国际交流促进会. 沙库巴曲缬沙坦在高血压患者临床应用的中国专家建议 ［J］. 中华高血压杂志, 2021, 29（2）: 108-204.

［183］ WILLIAMS B, COCKCROFT J R, KARIO K, et al. Effects of sacubitril/valsartan versus olmesartan on central hemodynamics in the elderly with systolic hypertension: the PARAMETER study ［J］. Hypertension, 2017, 69（3）: 411-420.

［184］ HAENNI A, LITHELL H. Moxonidine improves insulin sensitivity in insulin-resistant hypertensives ［J］. J Hypertens Suppl, 1999, 17（3）: S29-S35.

［185］ LIU L, ZHANG Y, LIU G, et al. The felodipine event reduction（FEVER）study: a randomized long-term placebo-controlled trial in Chinese hypertensive patients ［J］. J Hypertens, 2005, 23

（12）：2157-2172.

［186］LAMIRAULT G, ARTIFONI M, DANIEL M, et al. Resistant hypertension: novel insights ［J］. Curr Hypertens Rev, 2020（16）：61-72.

［187］GALLETTI F, BARBATO A. Prevalence and determinants of resistant hypertension in a sample of patients followed in Italian hypertension centers: results from the MINISAL-SIIA study program ［J］. J Hum Hypertens, 2016（30）：703-708.

［188］STRAUCH B, PETRÁK O, ZELINKA T, et al. Precise assessment of noncompliance with the antihypertensive therapy in patients with resistant hypertension using toxicological serum analysis ［J］. J Hypertens, 2013（31）：2455-2461.

［189］de LA SIERRA A, SEGURA J, BANEGAS J R, et al. Clinical features of 8295 patients with resistant hypertension classified on the basis of ambulatory blood pressure monitoring ［J］. Hypertension, 2011（57）：898-902.

［190］CAREY R M, CALHOUN D A, BAKRIS G L, et al. Resistant hypertension: detection, evaluation, and management: a scientific statement from the American Heart Association ［J］. Hypertension, 2018（72）：e53-e90.

［191］GADDAM K K, NISHIZAKA M K, PRATT-UBUNAMA M N, et al. Characterization of resistant hypertension: association between resistant hypertension, aldosterone, and persistent intravascular volume expansion ［J］. Arch Intern Med, 2008（168）：1159-1164.

［192］ACELAJADO M C, PISONI R, DUDENBOSTEL T, et al. Refractory hypertension: definition, prevalence, and patient characteristics ［J］. J Clin Hypertens（Greenwich）, 2012（14）：7-12.

［193］WILLIAMS B, MACDONALD T M, MORANT S, et al. Spironolactone versus placebo, bisoprolol, and doxazosin to determine the optimal treatment for drug-resistant hypertension （PATHWAY-2）: a randomised, double-blind, crossover trial ［J］. Lancet, 2015（386）：2059-2068.

［194］DAHLÖF B, SEVER P S, POULTER N R, et al. Prevention of cardiovascular events with an antihypertensive regimen of amlodipine adding perindopril as required versus atenolol adding bendroflumethiazide as required, in the Anglo-Scandinavian cardiac outcomes trial-blood pressure lowering arm（ASCOT-BPLA）: a multicentre randomised controlled trial ［J］. Lancet, 2005（366）：895-906.

［195］ALVAREZ-ALVAREZ B, ABAD-CARDIEL M, FERNANDEZ-CRUZ A, et al. Management of resistant arterial hypertension: role of spironolactone versus double blockade of the renin-angiotensin-aldosterone system [J]. J Hypertens, 2010 (28): 2329-2335.

[196] WHITE P D. Severe hypertension; study of one hundred patients with cardiovascular complications; follow-up results in fifty controls and fifty patients subjected to Smithwick's lumbodorsal sympathectomy, 1941 to 1946 [J]. J Am Med Assoc, 1956 (160): 1027-1028.

[197] GRIMSON K S. Total thoracic and partial to total Lumbar sympathectomy and celiac ganglionectomy in the treatment of hypertension [J]. Ann Surg, 1941 (114): 753-775.

[198] KRUM H, SCHLAICH M, WHITBOURN R, et al. Catheter-based renal sympathetic denervation for resistant hypertension: a multicentre safety and proof-of-principle cohort study [J]. Lancet, 2009 (373): 1275-1281.

[199] SYMPLICITY HTN-2 I, MURRAY D E, HENRY K, et al. Renal sympathetic denervation in patients with treatment-resistant hypertension (the symplicity HTN-2 trial): a randomised controlled trial [J]. Lancet, 2010 (376): 1903-1909.

[200] BHATT D L, KANDZARI D E, O'NEILL W W, et al. A controlled trial of renal denervation for resistant hypertension [J]. N Engl J Med, 2014 (370): 1393-1401.

[201] FADL E F E M, HOFFMANN P, LARSTORP A C, et al. Adjusted drug treatment is superior to renal sympathetic denervation in patients with true treatment-resistant hypertension [J]. Hypertension, 2014 (63): 991-999.

[202] AZIZI M, SAPOVAL M, GOSSE P, et al. Optimum and stepped care standardised antihypertensive treatment with or without renal denervation for resistant hypertension (DENERHTN): a multicentre, open-label, randomised controlled trial [J]. Lancet, 2015 (385): 1957-1965.

[203] KARIO K, OGAWA H, OKUMURA K, et al. SYMPLICITY HTN-Japan - first randomized controlled trial of catheter-based renal denervation in Asian patients [J]. Circ J, 2015 (79): 1222-1229.

[204] MATHIASSEN O N, VASE H, BECH J N, et al. Renal denervation in treatment-resistant essential hypertension. A randomized, SHAM-controlled, double-blinded 24-h blood pressure-based trial [J]. J Hypertens, 2016 (34): 1639 - 1647.

[205] de JAGER R L, de BEUS E, BEEFTINK M M A, et al. Impact of medication adherence on the effect of renal denervation: the SYMPATHY trial [J]. Hypertension, 2017 (69): 678-684.

[206] TOWNSEND R R, MAHFOUD F, KANDZARI D E, et al. Catheter-based renal denervation

in patients with uncontrolled hypertension in the absence of antihypertensive medications（SPYRAL HTN-OFF MED）: a randomised, sham-controlled, proof-of-concept trial ［J］. Lancet, 2017（390）: 2160-2170.

［207］ KANDZARI D E, BÖHM M, MAHFOUD F, et al. Effect of renal denervation on blood pressure in the presence of antihypertensive drugs: 6-month efficacy and safety results from the SPYRAL HTN-ON MED proof-of-concept randomised trial ［J］. Lancet, 2018（391）: 2346-2355.

［208］ SCHEFFERS I J M, KROON A A, SCHMIDLI J, et al. Novel baroreflex activation therapy in resistant hypertension: results of a European multi-center feasibility study ［J］. J Am Coll Cardiol, 2010（56）: 1254-1258.

［209］ WALLBACH M, KOZIOLEK M J. Baroreceptors in the carotid and hypertension-systematic review and meta-analysis of the effects of baroreflex activation therapy on blood pressure ［J］. Nephrol Dial Transplant, 2018（33）: 1485-1493.

［210］ SPIERING W, WILLIAMS B, van der HEYDEN J, et al. Endovascular baroreflex amplification for resistant hypertension: a safety and proof-of-principle clinical study［J］. Lancet, 2017（390）: 2655-2661.

［211］ LOBO M D, SOBOTKA P A, STANTON A, et al. Central arteriovenous anastomosis for the treatment of patients with uncontrolled hypertension（the ROX CONTROL HTN study）: a randomised controlled trial ［J］. Lancet, 2015（385）: 1634-1641.

［212］ PACAK K, LINEHAN W M, EISENHOFER G. Recent advances in genetics, diagnosis, localization, and treatment of pheochromocytoma ［J］. Ann Intern Med, 2001, 134（4）: 315-329.

［213］ LAZARETH H, COHEN D, VASILIU V. Paraganglioma of the bladder in a kidney transplant recipient: a case report ［J］. Mol Clin Oncol, 2017, 6（4）: 553-555.

［214］ HARADA K, HANAYAMA Y, HASEGAWA K. Paroxysmal hypertension induced by an insulinoma ［J］. Intern Med, 2017, 56（4）: 413-417.

［215］ MARMOUCH H, ARFA S, GRAJA S. Obstructive sleep apnea presenting as pseudopheochromocytoma ［J］. Pan Afr Med J, 2016（23）: 75.

［216］ COSTERO O, SÁNCHEZ-RECALDE A, MORENO R. Pseudopheochromocytoma as a cause of resistant and paroxysmal hypertension successfully treated by percutaneous renal denervation ［J］. Rev Esp Cardiol（Engl Ed）, 2013, 66（3）: 227-229.

［217］ 迟相林，钱桂华，金镇刚，等. 阵发性高血压（也称一过性高血压）有哪些危害，如何防治？［J］. 中华高血压杂志，2016，24（11）：1014-1020.

［218］ JANSEN R W, LIPSITZ L A. Postprandial hypotension: epidemiology, pathophysiology, and clinical management［J］. Ann Intern Med, 1995, 122（4）: 286-295.

［219］ SON J T, LEE E. Prevalence and risk factors of postprandial hypotension in Korean elderly people［J］. J Korean Acad Nurs, 2009, 39（2）: 198-206.

［220］ HARRINGTON F, MURRAY A, FORD G A. Relationship of baroreflex sensitivity and blood pressure in an older population［J］. J Hypertens, 2000, 18（11）: 1629-1633.

［221］ PUISIEUX F, BULCKAEN H, FAUCHAIS AL. Ambulatory blood pressure monitoring and postprandial hypotension in elderly persons with falls or syncopes［J］. J Gerontol A Biol Sci Med Sci, 2000, 55（9）: M535-M540.

［222］ ADACHI N, KONDO A, HAYASHI K. A case of successful treatment of postprandial syncope with combined use of amezinium metilsulfate and dihydroergotamine mesylate［J］. Nihon Ronen Igakkai Zasshi, 1999, 36（7）: 499-502.

［223］ 周白瑜，寰在金. 阿卡波糖对老年人餐后低血压治疗效果和安全性评价［J］. 中华老年医学杂志，2006，25（4）：259-262.

［224］ YANO Y, LLOYD-JONES D M. Isolated systolic hypertension in young and middle-aged adults［J］. Curr Hypertens Rep, 2016, 18（11）: 78.

［225］ KOBALAVA Z D, KOTOVSKAYA Y V. Isolated systolic hypertension in different ages［J］. Kardiologiia, 2015, 55（9）: 84-90.

［226］ SARIGIANNI M, DIMITRAKOPOULOS K. Non-dipping status in arterial hypertension: an overview［J］. Curr Vasc Pharmacol, 2014, 12（3）: 527-536.

［227］ SAKHUJA S, BOOTH J N, LLOYD-JONES D M. Health behaviors, nocturnal hypertension, and non-dipping blood pressure: the coronary artery risk development in young adults and jackson heart study［J］. Am J Hypertens, 2019, 32（8）: 759-768.

［228］ WOLF J, HERING D, NARKIEWICZ K. Non-dipping pattern of hypertension and obstructive sleep apnea syndrome［J］. Hypertens Res, 2010, 33（9）: 867-871.

［229］ GRAY C, GARDINER S M, ELMES M. Excess maternal salt or fructose intake programmes sex-specific, stress- and fructose-sensitive hypertension in the offspring［J］. Br J Nutr, 2016, 115（4）: 594-604.

［230］ HERMIDA R C, AYALA D E, MOJÓN A. Influence of circadian time of hypertension

treatment on cardiovascular risk: results of the MAPEC study ［ J ］. Chronobiol Int, 2010, 27
（8）: 1629-1651.

［231］ HERMIDA R C, AYALA D E, FERNÁNDEZ J R. Hypertension: new perspective on its
definition and clinical management by bedtime therapy substantially reduces cardiovascular
disease risk ［ J ］. Eur J Clin Invest, 2018, 48（5）: e12909.

［232］ KARIO K, PICKERING T G, UMEDA Y. Morning surge in blood pressure as a predictor
of silent and clinical cerebrovascular disease in elderly hypertensives: a prospective study ［ J ］.
Circulation, 2003, 107（10）: 1401-1406.

［233］ OSANAI T, OKUGUCHI T, KAMADA T. Salt-induced exacerbation of morning surge in blood
pressure in patients with essential hypertension ［ J ］. J Hum Hypertens, 2000, 14（1）: 57-64.

［234］ LEE J H, BAE J W, PARK J B. Morning hypertension in treated hypertensives: baseline characteristics
and clinical implications ［ J ］. Korean Circ J, 2011, 41（12）: 733-743.

［235］ VARON J, MARIK P E. Perioperative hypertension management ［ J ］. Vasc Health Risk
Manag, 2008, 4（3）: 615-627.

［236］ LAPAGE K G, WOUTERS P F. The patient with hypertension undergoing surgery ［ J ］.
Curr Opin Anaesthesiol, 2016, 29（3）: 397-402.

［237］ 中华医学会妇产科学分会妊娠期高血压疾病学组. 妊娠期高血压疾病诊治指南（2020）
［ J ］. 中华妇产科杂志, 2020, 55（4）: 227-238.

［238］ KIM H J, KIM J K, OH M S. A low baseline glomerular filtration rate predicts poor clinical
outcome at 3 months after acute ischemic stroke ［ J ］. J Clin Neurol, 2015, 11（1）: 73-79.

［239］ SERAVALLE G, GRASSI G. Obesity and hypertension［ J ］. Pharmacol Res, 2017（122）: 1-7.

［240］ 覃潆玉, 刘佳瑞, 郑瑞茂. 肥胖的治疗进展 ［ J ］. 生理科学进展, 2020, 51（3）: 167-173.

［241］ KOTZAMPASSI K, SHREWSBURY A D, PAPAKOSTAS P, et al. Looking into the profile
of those who succeed in losing weight with an intra gastric balloon ［ J ］. J Laparoendosc Adv
Surg Tech A, 2014, 24（5）: 295-301.

［242］ WIGGINS T, GUIDOZZI N, WELBOURN R, et al. Association of bariatric surgery with all-
cause mortality and incidence of obesity-related disease at a population level: a systematic review
and meta-analysis ［ J ］. PLoS Med, 2020, 17（7）: e1003206.

［243］ ARYANNEZHAD S, KHALAJ A, HOSSEINPANAH F, et al. One-year outcomes of bariatric
surgery in older adults: a case-matched an alysis based on the Tehran obesity treatment study［ J ］.
Surg Today, 2021, 51（1）: 61-69.

［244］ AMMAR W, BASSET H A, ALFARAMAWY A, et al. Bariatric surgery and cardiovascular outcome ［J］. Egypt Heart J, 2020, 72 （1）: 67.

［245］ NUDOTOR R D, CANNER J K, HAUT E R, et al. Comparing remission and recurrence of hypertension after bariatric surgery: vertical sleeve gastrectomy versus Roux-en-Ygastric bypass ［J］. Surg ObesRelat Dis, 2021, 17 （2）: 308-318.

［246］ JOHNSEN E M, SIDHU G, CHEN J, et al. Roux-en-Y gastric bypass and sleeve gastrectomy for obesity-associated hypertension ［J］. J Investig Med, 2021, 69 （3）: 730-735.

［247］ SCHIAVON C A, BHATT D L, IKEOKA D, et al. Three-year outcomes of bariatric surgery in patients with obesity and hypertension: a randomized clinical trial ［J］. Ann Intern Med, 2020, 173 （9）: 685-693.

［248］ MOUSSAOUII E L, van VYVE E, JOHANET H, et al. Five-year outcomes of sleeve gastrectomy: a prospective multicenter study ［J］. Am Surg, 2021 ［Online ahead of print］. VN: 3134821991984.

［249］ 闫海, 艾克拜尔·艾力, 等. 代谢手术治疗肥胖症合并代谢性高血压的研究进展 ［J/CD］. 中华肥胖与代谢病电子杂志, 2018, 4 （1）: 44-47.

［250］ 单冬梅. 高血压健康教育对高血压的防治效果研究 ［J］. 中国医药指南, 2017, 15 （7）: 293.

［251］ ZEGERS-HOCHSCHILD F, ADAMSON G D, de MOUZON J, et al. International Committee for Monitoring Assisted Reproductive Technology （ICMART） and the World Health Organization （WHO） revised glossary of ART terminology, 2009 ［J］. Fertil Steril, 2009, 92 （5）: 1520-1524.

［252］ 刘世洁, 张建义. 微量蛋白尿与心血管疾病关系的研究进展 ［J］. 实用医学杂志, 2011, 27 （1）: 149-151.

［253］ 王健, 康美尼, 王蕾, 等. 老年高血压患者微量白蛋白尿的检出率及其与靶器官损害的关系 ［J］. 中国综合临床, 2009, 25 （6）: 622-624.

［254］ 杜红秀, 倪兆慧. 蛋白尿患者高血压治疗的研究进展 ［J］. 国际泌尿系统杂志, 2007, 27 （5）: 687-691.

［255］ HILLEGE H L, FIDLER V, DIERCKS G F, et al. Urinary albumin excretion predicts cardiovascular and noncardio-vascular mortality in general population ［J］. Circulation, 2002, 106 （14）: 1777-1782.

［256］ KLAUSEN K P, SCHARLING H, JENSEN G, et al. New definition of microalbumi-nuria in hypertensive subjects association with incident coronary heart disease and death［J］. Hypertension, 2005, 46（1）: 33-37.

［257］ 吴峻，孙明，周宏研. 高血压微量蛋白尿形成与血管及肾小球损害的关系［J］. 湖南医科大学学报, 2002, 27（6）: 512-514.

［258］《中国心血管健康与疾病报告 2020》编写组.《中国心血管健康与疾病报告 2020》要点解读［J］. 中国心血管杂志, 2021（3）: 209-218.

［259］ 国家心血管病中心国家基本公共卫生服务项目基层高血压管理办公室，国家基层高血压管理专家委员会. 国家基层高血压防治管理指南 2020 版［J］. 中国医学前沿杂志（电子版），2021，（4）: 26-37.

［260］ 北京高血压防治协会，北京糖尿病防治协会，北京慢性病防治与健康教育研究会，等. 基层心血管病综合管理实践指南 2020［J］. 中国医学前沿杂志（电子版），2020（8）: 1-73.

［261］ 魏建梁，彭伟，杨传华，等. 社区高血压病规范化管理研究概况［J］. 湖南中医杂志, 2020（4）: 163-165.

［262］ 段春翠，唐海沁，马程程. 高血压患者远程家庭血压监测及基层管理模式实践［J］. 中国临床保健杂志, 2020（2）: 210-212.

［263］ 唐新华. 从《中国高血压防治指南》修订谈防治策略的变化［J］. 心脑血管病防治, 2020（1）: 21-24.

［264］ 陈霞，郭文昀，荆哲，等. 老年高血压的临床特点及治疗策略［J］. 西部医学, 2019（12）: 1957-1961.

［265］ 刘盼，李耘，张亚欣，等. 衰弱人群合并高血压的管理［J］. 中华高血压杂志, 2019（10）: 930-936.

［266］ 袁兴卫. 高血压患者社区管理的研究综述［J］. 世界最新医学信息文摘, 2019（51）: 53-54.

［267］ 赵文君，郭艺芳. 国内外新版高血压指南要点与解读［J］. 中国心血管杂志, 2019（2）: 99-101.

［268］ 王雷霞. 社区规范化管理高血压患者血压控制现状及影响因素研究［D］. 兰州：兰州大学, 2019.

［269］ 温梓林，姜昕. 衰弱与老年高血压的管理研究进展［J］. 中西医结合心血管病电子杂志, 2019（6）: 87-89.

［270］ 王文，隋辉，陈伟伟.《中国高血压基层管理指南》要点解读［J］. 心脑血管病防治, 2015（6）: 439-442.

［271］ 刘宇婷. 社区高血压规范化管理研究［D］. 杭州：浙江大学, 2011.

［272］ TAKAHASHI H, YOSHIKA M, KOMIYAMA Y, et al. The central mechanism underlying hypertension: a review of the roles of sodium ions, epithelial sodium channels, the renin-angiotensin-aldosterone system, oxidative stress and endogenous digitalis in the brain ［J］. Hypertens Res, 2011（34）: 1147-1160.

［273］ O'DONNELL M, MENTE A, RANGARAJAN S, et al. Urinary sodium and potassium excretion, mortality, and cardiovascular events ［J］. N Engl J Med, 2014（371）: 612-623.

［274］ PFISTER R, MICHELS G, SHARP S J, et al. Estimated urinary sodium excretion and risk of heart failure in men and women in the epic-norfolk study ［J］. Eur J Heart Fail, 2014（16）: 394-402.

［275］ O'DONNELL M J, YUSUF S, MENTE A, et al. Urinary sodium and potassium excretion and risk of cardiovascular events ［J］. JAMA, 2011（306）: 2229-2238.

［276］ MENTE A, O'DONNELL M, RANGARAJAN S, et al. Associations of urinary sodium excretion with cardiovascular events in individuals with and without hypertension: a pooled analysis of data from four studies ［J］. Lancet, 2016（388）: 465-475.

［277］ COGSWELL M E, MUGAVERO K, BOWMAN B A, et al. Dietary sodium and cardiovascular disease risk—measurement matters ［J］. N Engl J Med, 2016（375）: 580-586.

［278］ COOK N R, APPEL L J, WHELTON P K. Lower levels of sodium intake and reduced cardiovascular risk ［J］. Circulation, 2014（129）: 981-989.

［279］ COOK N R, CUTLER J A, OBARZANEK E, et al. Long term effects of dietary sodium reduction on cardiovascular disease outcomes: Observational follow-up of the trials of hypertension prevention（tohp）［J］. BMJ, 2007（334）: 885-888.

［280］ 孙宁玲, 牟建军, 李玉明. 高血压患者盐摄入量评估和血压管理临床流程专家建议书 ［J］. 中华高血压杂志, 2016（24）: 727-728, 700.

［281］ GUAN W J, NI Z Y, HU Y, et al. Clinical characteristics of coronavirus disease 2019 in China ［J］. N Engl J Med, 2020（382）: 1708-1720.

［282］ WAN Y, SHANG J, GRAHAM R, et al. Receptor recognition by the novel coronavirus from Wuhan: an analysis based on decade-long structural studies of SARS coronavirus ［J］. J Virol, 2020, 94（7）: e00127-20.

［283］ LAN J, GE J, YU J, et al. structure of the sars-cov-2 spike receptor-binding domain bound to the ace2 receptor ［J］. Nature, 2020（581）: 215-220.

［284］ HAO H, HAN T, XUAN B, et al. Dissecting the role of ddx21 in regulating human cytomegalovirus replication［J］. J Virol, 2019, 93（24）: e01222-19.

［285］ ESLER M, ESLER D. Can angiotensin receptor-blocking drugs perhaps be harmful in the covid-19 pandemic？［J］. J Hypertens, 2020（38）: 781-782.

［286］ SRIRAM K, INSEL P A. Risks of ace inhibitor and arb usage in covid-19: Evaluating the evidence ［J］. Clin Pharmacol Ther, 2020（108）: 236-241.

［287］ REYNOLDS H R, ADHIKARI S, PULGARIN C, et al. Renin-angiotensin-aldosterone system inhibitors and risk of COVID-19［J］. N Engl J Med, 2020（382）: 2441-2448.

［288］ MANCIA G. COVID-19, hypertension, and raas blockers: the brace-corona trial［J］. Cardiovasc Res, 2020（116）: e198-e199.

［289］ ZHANG P, ZHU L, CAI J, et al. Association of inpatient use of angiotensin-converting enzyme inhibitors and angiotensin ii receptor blockers with mortality among patients with hypertension hospitalized with COVID-19［J］. Circ Res, 2020（126）: 1671-1681.

［290］ LOPES R D, MACEDO A V S, de BARROS ESPGM, et al. Effect of discontinuing vs continuing angiotensin-converting enzyme inhibitors and angiotensin ii receptor blockers on days alive and out of the hospital in patients admitted with COVID-19: a randomized clinical trial［J］. JAMA, 2021（325）: 254-264.

［291］ KREUTZ R, ALGHARABLY E A E, AZIZI M, et al. Hypertension, the renin-angiotensin system, and the risk of lower respiratory tract infections and lung injury: Implications for COVID-19［J］. Cardiovasc Res, 2020（116）: 1688-1699.

［292］ ZHENG Y Y, MA Y T, ZHANG J Y, et al. COVID-19 and the cardiovascular system［J］. Nat Rev Cardiol, 2020（17）: 259-260.

［293］ LIU Y, YANG Y, ZHANG C, et al. Clinical and biochemical indexes from 2019-ncov infected patients linked to viral loads and lung injury［J］. Sci China Life Sci, 2020（63）: 364-374.

［294］ BOZKURT B, KOVACS R, HARRINGTON B. Joint hfsa/acc/aha statement addresses concerns re: using raas antagonists in COVID-19［J］. J Card Fail, 2020（26）: 370.

［295］ NOBILE-ORAZIO E, STERZI R. Cerebral ischaemia after nifedipine treatment［J］. Br Med J（Clin Res Ed）, 1981（283）: 948.

［296］ SCHWARTZ M, NASCHITZ J E, YESHURUN D, et al. Oral nifedipine in the treatment of hypertensive urgency: cerebrovascular accident following a single dose［J］. Arch Intern Med, 1990（150）: 686-687.

［297］ FURBERG C D, PSATY B M, MEYER J V. Nifedipine. Dose-related increase in mortality in patients with coronary heart disease ［J］. Circulation, 1995（92）: 1326-1331.

［298］ PSATY B M, HECKBERT S R, KOEPSELL T D, et al. The risk of myocardial infarction associated with antihypertensive drug therapies ［J］. JAMA, 1995（274）: 620-625.

［299］ GROSSMAN E, MESSERLI F H, GRODZICKI T, et al. Should a moratorium be placed on sublingual nifedipine capsules given for hypertensive emergencies and pseudoemergencies？［J］. JAMA, 1996（276）: 1328-1331.

［300］ DIMICHELE J M. Nifedipine for hypertensive emergencies ［J］. JAMA, 1997（277）: 787.

［301］ FROHLICH E D. The fifth joint national committee report on the detection, evaluation and treatment of high blood pressure ［J］. J Am Coll Cardiol, 1993（22）: 621-622.

［302］ JUNG S Y, CHOI N K, KIM J Y, et al. Short-acting nifedipine and risk of stroke in elderly hypertensive patients ［J］. Neurology, 2011（77）: 1229-1234.

［303］ BUONANNO F S, SPENCE J D. Short-acting nifedipine and risk of stroke ［J］. Neurology, 2011（77）: 1216-1217.

［304］ HSU C Y, HUANG L Y, SAVER J L, et al. Oral short-acting antihypertensive medications and the occurrence of stroke: a nationwide case-crossover study ［J］. Hypertens Res, 2019（42）: 1794-1800.

［305］ 范子航, 梁金元, 冯泽民, 等. 高血压急症舌下含服硝苯地平致严重并发症7例 ［J］. 高血压杂志, 1999（3）: 17-18.

［306］ 丁晓琳. 舌下含服硝苯地平治疗高血压急症的严重不良反应分析 ［J］. 心血管病防治知识: 学术版, 2015（14）: 28-29.

［307］ 谢剑灵, 曾萍, 陈晖阳. 舌下含服硝苯地平致脑损害加重26例的临床分析 ［J］. 临床神经病学杂志, 2005（6）: 465-466.

［308］ 林梅瑟, 朱文宗, 张炳才, 等. 舌下含服硝苯地平治疗高血压致严重不良反应的观察 ［J］. 中华高血压杂志, 2006（10）: 833-834.

［309］ STASON W B, SCHMID C H, NIEDZWIECKI D, et al. Safety of nifedipine in patients with hypertension: a meta-analysis ［J］. Hypertension, 1997（30）: 7-14.

［310］ BROWN M J, PALMER C R, CASTAIGNE A, et al. Morbidity and mortality in patients randomised to double-blind treatment with a long-acting calcium-channel blocker or diuretic in the international nifedipine gits study: intervention as a goal in hypertension treatment（insight）［J］. Lancet, 2000（356）: 366-372.

［311］ JAMES P A, OPARIL S, CARTER B L, et al. 2014 evidence-based guideline for the management of high blood pressure in adults: Report from the panel members appointed to the eighth joint national committee（jnc 8）［J］．JAMA, 2014（311）：507-520.

［312］赵丽明，陈晓平，王斯，等．成都市武侯区社区高血压用药情况调查分析［J］．华西医学，2014（29）：474-477.

［313］解晓江，李长青，李菲，等．高血压患者饮食习惯、传统制剂服用现状调查及其影响因素分析［J］．现代生物医学进展，2020（20）：582-587, 573.

［314］陈凌，钱岳晟，朱鼎良，等．上海莘庄社区2007—2011年抗高血压药物的应用情况分析［J］．中国全科医学，2014（17）：101-104.

［315］吴彦，孙宁玲，洪昭光，等．北京降压0号治疗轻中度原发性高血压的长期疗效观察［J］．中华心血管病杂志，2003（6），11-15.

［316］张奕，胡永华，曹卫华，等．"降压0号"治疗原发性高血压长期疗效和安全性评价［J］．中华流行病学杂志，2008（13），286-289.

［317］李静．复方利血平氨苯蝶啶片临床应用中国专家共识［J］．中华高血压杂志，2016（24）：822-826.

［318］高庆忠，耿丽君，王淑琴．北京降压0号治疗原发性高血压动态监测60例［J］．中国煤炭工业医学杂志，2005（3），285-286.

［319］田志明，刘治晏．降压0号与氨氯地平远期疗效的对比性研究［J］．中国现代医学杂志，2007（15）：1873-1875, 1878.

［320］耿学藩，沈潞华，张学功，等．北京降压0号和吲达帕胺对左室肥厚的逆转作用［J］．中华高血压杂志，2007（3）：246-247.

［321］田志明，张海锋．北京降压0号对左室肥厚的逆转作用［J］．中华高血压杂志，2006（11）：921-922.

［322］王馨，段雪英，王增武，等．社区复方制剂抗高血压治疗研究：2年干预效果分析［J］．中国循环杂志，2015（30）：449-454.

［323］张奕，秦雪英，武轶群，等．降压0号治疗原发性高血压短期疗效和安全性分析［J］．中华疾病控制杂志，2010（14）：5-7.

［324］刘靖，顾明，戴伦，等．传统复方降压药与现代复方降压药的利弊［J］．中华高血压杂志，2009（17）：964-967.